薬が人を殺している

知っておきたい有害作用と解毒のすすめ

NPO法人薬害研究センター理事長
内海 聡

はじめに

本書は私としては初めての新書本となります。本来私はまったく同じような内容の本は書かない、という形でこれまで執筆してきたのですが、本書は基本的にはこれまで書いてきた著書を砕いた形で書いた内容になっています。具体的に著書名を出せば『精神科は今日もやりたい放題』『医学不要論』『医者とおかんの社会毒研究』『医者いらずの食』などを平易にまとめた形になっているといえばいいでしょう。新書は読む方の層がこれまでとは違うという点に注目し、わかりやすい形でまとめるということを決めた次第です。

本来医療の問題は薬だけの問題ではなく、入院体系、検査そのものの危険性、診断そのものの嘘、保険制度の問題、尊厳死などの問題など多くの問題を内包しております。しかし本書ではそのあたりのことはほとんど触れずに、まずはきっかけということで薬や社会毒の基礎にだけ限定して執筆することとしました。一部ライターの方のお力をお借りしましたが、私自身でこのように砕いて書くのはほぼ初めてなので、苦労したといえば苦労したといえなくもありません。

本書ではできるだけデータを表にしたり、わかりやすく見えるように少し工夫しました。

といってもやはり文章が主体にはなりますが、できるだけ目に入って画像化できるようにしたつもりです。しかし画像化することは弊害もあり、基礎や原則がはっきりしない中で理解したつもりになる、ということもありうるため、やはり本質的にはまとめた著書を読んでいただくことや、自分でもしっかり調べていただくこと、昨今多く出ている医療批判や食の問題を取り上げた他の方の著書を、読んでいただくことを勧めたく思います。

3・11が起きて福島原発が爆発し、政治の混迷が続く中で、なにかこの世界はおかしいのではないかと思う方は増えているようです。それは何の間違いでもありませんが、政治や経済についてはいろいろ考える人が多いものの、最も基本的な問題である医療や健康や食については、結構詳しい人でも無頓着な人が多いように感じます。ですが、今の世の中のおかしさを考えるときに、医療や薬ほどわかりやすく矛盾を抱えたものは存在しないと思います。本書が何かしら皆さんが考えるきっかけになれば、いろいろなことを砕いて書いた意味もあろうかと考えています。

最後に、いつも編集者として担当していただいた松本さんに感謝の言葉を述べるとともに、わが妻と娘に感謝の意を表してはじめの言葉を終えさせていただきます。

目次

第四章　人類が開けたパンドラの箱　社会毒

第五章　食事と解毒での改善法

第一章

病院は病気を治してくれない

アメリカ人の死亡原因1位は医療

まず初めに、驚くべきデータを紹介しましょう。

アメリカが世界有数の医療先進国だということに疑いをはさむ人はいないと思います。

そのアメリカのニューヨークにあるアメリカ栄養研究所の創設者であるゲーリー・ヌル博士は二〇〇四年に驚くべき研究論文を発表しています。

ヌル博士の論文によれば、ある年のアメリカ人の死亡原因を調査したところ

- ●ガンが原因で死亡したアメリカ人　五五万三二五一人
- ●心疾患（心筋梗塞など）が原因で死亡したアメリカ人　六九万九六九七人
- ●医原病が原因で死亡したアメリカ人　七八万三九三六人

という調査結果が出たそうです。

医原病については後で詳しく述べますが、医療行為が原因で生ずるさまざまな疾患や病状の悪化のことを言います。

ヌル博士は論文の中で
「アメリカ人の死亡や負傷の原因の第一の原因はアメリカの医療システムである」
と断言しています。

残念ながら、日本では同じテーマの研究データが存在していませんが、アメリカと日本の現状がまったく異なっていると考えるのは無理があるといえるのではないでしょうか。

これをみるとアメリカが世界一の医療先進国であるというのは、ある意味においては幻想であるというふうにもいえるでしょう。

医師がストライキをしたら死亡率が半減

また医原病と直接かかわりのある話ではありませんが、病院と治療の関係について考えさせられる話があります。

日本では考えられませんが、海外では水道や電気・ガスなどの社会インフラに関わるような仕事に従事している労働者や、たとえ警察官であってもストライキを行うことがあります。

そして、それは医療従事者でも同じことなのです。

一九七三年のことです。イスラエルで医師の部分的ストライキが決行されました。このストライキは約1ヶ月続いたのですが、その間イスラエルの病院ではそれまで一日に診察される患者の平均数が六万五〇〇〇人だったのが七〇〇〇人に制限されることになってしまいました。

言いかえれば、病院に行こうと思っていた人の9割が病院で診察を受けることができなかったわけです。

ところが、このストライキ期間に不思議な現象が起きました。

病院でストライキが行われている間のイスラエル国内における死亡率が半減したのです。

ちなみにイスラエルで過去にこれほど死亡率が低い値を示したのは、それよりおよそ二〇年前にやはり医師がストライキを起こした時以来のことだそうです。

おそらく日本では、医療機関のストライキなど社会的に許されることはないと思いますが、非常に興味深いデータだと言わざるをえません。要するにこのデータは、病院が動けば動くほど人々の死亡数が増えるということを証言しているのですから。

実は日本でも同じようなことがありました。北海道の夕張市については皆さんもご存じだと思います。その夕張市が財政破たんしたということに関しても、ニュースでご覧になった方もいるかもしれません。

その夕張市の病院ではイスラエルと同じような現象が起こりました。財政破たんして病院が縮小・集約され、病院にかかる患者数は減ることとなりました。それにより多くの人は死亡数や困った病人が増えるのではないかと思っていたのですが、現実的には夕張市の死亡者数は減少し、以前よりも人々は元気になってしまったのです。

このようなケースから、いったい今の医療はなにをしているのかを考え直す必要があるのではないかと思います。

病院とは何か?

みなさんは、どんな時に病院に行きますか?

- 病気になったと思った時
- 調子が悪い時
- 自分や家族の健康に不安を感じた時

●検査や手術のため

例外的なケースをのぞき、多くの場合このような理由がある時に病院へ行く人がほとんどなのではないでしょうか。

そして、行った先の病院で、医師に自分の状態や不安などを伝え、検査や診察、治療を受け、処方箋や薬をもらいます。場合によっては入院したうえで、手術を受けたりする場合もあるでしょう。

ところで、健康というある意味最も大切な自分の個人情報を教え、場合によっては命をも預ける病院および、その病院で行われる治療行為というものについて、自分がどれだけきちんと知っているか考えてみたことがありますか。

もちろん、インターネット上に情報があふれている今の時代、自分が行こうと思っている病院の評判をインターネット上の口コミ情報で確認するとか、どのような検査がどのような装置で行えるのかを調べるとか、自分が受けるかもしれない手術の実績などについて、できる限りの情報を得ようとする人は決して少なくないと思います。

ただ、ここで病院というものについて言及しているのは、そういったことではなく、もっと根源的な**病院とは何か**ということなのです。

たとえば、みなさんは病院と診療所の違いをご存じでしょうか？

ためしに、自分が持っている診察券や、自宅や学校、勤め先の近くにある病院の看板などで、病院の名称を確認してみてください。

多くの場合、そこには○○医院とか△△クリニックとか□□診療所という名前が表記されているのではないでしょうか。もし、診察券や看板に××病院という名前が書かれてあるなら、その病院は、間違いなくそれなりに大きな規模の病院であるはずです。

なぜなら病院の**規模の違い**こそが、病院と診療所の違いであると法律で決められているからなのです。

日本では入院用のベッドが20床以上ある医療施設を病院と呼び、20床未満の医療施設を診療所（医院、クリニックなどを名乗ることはできます）と呼ぶことが決められています（ただし、本書では診療所を含め、すべて病院と表記します）。

みなさんは、このことをご存知でしたか？

たかだか名前のことだと思うかもしれませんが、そのたかだか名前のことですら、知らないことが病院にはあるということを知っておいてもらいたいのです。

病院は病気を治してくれない

もちろん健康で不安もなく、病院に行く必要がないことが理想なのは言うまでもありません。とはいえ、生まれてから一度も病院に行ったことがないなどという人はほとんどいないと思います。

では、なんらかの理由で病院に行かなければならなかった時、みなさんは病院に何を期待して行きますか。

- 症状を改善してほしい
- 痛みや苦しさをなくしてほしい
- 不安を取り除いてほしい
- 病気を治してほしい

多くの人が、このような結果を期待して、病院に行くのではないでしょうか。

しかしながら、みなさんが持つであろう、このごく当たり前の結果期待のうち、完全に間違っていることがあるのです。

それは**病院は病気を治してくれない**ということです。

病気を治すという言葉の意味

こんなことを言うとそんなことはない。私は病院で病気を治してもらった。と反論する人がほとんどかもしれません。

その反論そのものがまったく間違っているというわけではありませんが、その一方で**病院は病気を治してくれない**ということもまた事実なのです。

矛盾したことを言っていると思うかもしれませんが、これには理由があります。それは私が考える**病気を治す**とみなさんが病院で受けたと思っている**病気を治す**は、同じ**病気を治す**という日本語であっても、まったく意味が違っているからなのです。

私が考える**病気を治す**という行為は病気の原因が明らかで、その原因と病状の因果関係が100%明らかになっており、その因果関係の改善が治療に直結し、その治療によって病気の原因を取り除くことができ、患者が完全に病院に行く必要がなくなる状態にすることができる行為のことだと考えています。そうではないと**治癒**という言葉は使えません。定期的に通院しているような段階では病気が治っているとはいえないのです。

その一方で、一般的にみなさんの多くが病院で受けている、あるいは受けたと思っている**病気を治す**という行為は今自分が感じている不快な状況（熱がある、頭が痛い、腹が痛い、めまいがするなど）を改善し、不快さを感じることなく生活をおくれるようになる状態に改善させることを主題としているのです。

もちろん、痛みがなくなったり、熱が下がったりすることで、不快感や不安感がなくなり、精神的には救われた気になる人がほとんどでしょうから、まったく意味がないとはいいません。

しかし、くり返しになりますが、これでは病気を治したことにはならないのです。

これだけでは少しわかりにくいと思いますので、たとえ話をしましょう。

あなたが急に発熱して、病院に行ったとします。医師はあなたを診察し、解熱剤の処方箋を与え、あなたは薬局で薬を受け取ります。幸いにも解熱剤が効き、あなたの熱は下がり、元の生活に戻ることができました。

これはたとえ話ですが、同じような経験をしたことがある人は、少なくないのではないでしょうか。

この話で問題なのは、医師はあなたの病気を治したのではなく、熱を下げることにのみ成功しただけだということです。

前述したように、熱を下げることに成功すること自体は、無意味ではないとみなさんは感じるかもしれません。しかしこれは**病気を治す**ことに成功したのではなく、発熱という不快症状を取り除いたにすぎません。

このように、病気を本質的に治すのではなく、患者が今感じている痛みや苦しみ、つらさなどを改善し、ある程度安定した状況にまでもっていくことが、今現在、多くの病院で行われている**病気を治す**行為なのです。

現代医学は対症療法そのもの

この病気を根本的に治すのではなく、さまざまな症状だけを改善することを主題とした治療のことを対症療法といいます。

言葉は悪いですが、このその場しのぎ的ともいえる対症療法が、多くの病院で行われている治療行為なのです。

というよりも、現代西洋医学における治療行為の根幹は対症療法だと断言できます。現代西洋医学の基本は対症療法であること。この事実こそが**病院は病気を治してくれない**と私が主張する理由でもあります。

くり返しになりますが、対症療法は病気を治すことを目的としていません。あくまでも、症状を軽減、改善するための手段にすぎません。

ですから、**病院は病気を治してくれない**のです。

対症療法の弊害

根本的に病気を治さない治療法である対症療法には、そのため、さまざまな弊害があることが知られています。

まず、病気の原因を取り除くわけではないので、必然的に通院期間が長引くことになりがちだということです。病院の商売的にいえば、顧客（患者）を囲い込めるのですから、有難い話ということになりますが、一般的に言って、なるべく長い間病院に通いたいという人はいないと思いますので、問題でしょう。さらに問題なのは、対症療法を行うことによって、さまざまな不快症状の本来の原因である病気を診断する妨げになったり、場合によっては病気をさらに悪化させることすらあるということです。

これはある意味当然のことです。

たとえば発熱や下痢は多くの人が経験したことがある代表的な不快症状だと思います。

しかし、人間の体は意味もなく発熱や下痢という症状を発現させるわけではありません。体の中に入ってきたウイルスや細菌を殺したり、排除するための防御的な反応の結果が発熱や下痢という症状なのです。

ですから、注射や薬などで強制的に熱を下げるという行為は、体が一生懸命に熱を上げることで体に害をなすウイルスや細菌を殺そうとしている努力を無にする行為にほかならないということになります。

結果として、病気を治すために病院に行ったのに、対症療法という治療をうけたために病気が悪化してしまうということがたくさん起こり得るのです。

たとえば25ページの表をみてください。これは精神科で使う安定剤や睡眠薬など（ベンゾジアゼピン系やZ系などが多いです）の資料なのですが、下線が引いてあるところに注目してみましょう。

そうすると「常用量依存を起こすことにより、患者が受診を怠らないようになる」と書いてあります。

これは翻訳すれば「通常の量で薬物依存になってもらえば、顧客を囲い込んで薬漬けにして、患者は受診せざるを得なくなり自分たちにおカネを貢いでくれる」ということになります。

私は実際、「人を治療したい」などという高潔な意志をもって医者になっている人など、ただの一人も見たことはありません。そのような人たちも最初はきれいごとをいうのですが、今の医学や薬物の欺瞞について指摘してしまうと、言い訳ばかりで、素性が見え透いてしまう人ばかりなのです。

医原病という病気

そんなことはない。それはあくまで例外的な事例で、基本的に病院は病気を治してくれるはずだ。という反論が聞こえてきそうです。

しかし、実はみなさんが思っている以上に病院での治療が原因で病気を悪化させる事態は

ベンゾジアゼピンの功罪

	利点	欠点
患者にとっての有用性	〈短期効果〉 ●服用してすぐに効果がわかる ●恐怖状況に耐えるのが容易になり、恐怖症的回避による生活の障害が軽減する ●対象となる症状が広く、一方で禁忌が少なく、患者の自己判断で使える ●うつ症状の一部が早期に改善する 〈離脱〉 ●うつ病の患者の不眠や不安については、うつ病が寛解すれば離脱できる 〈経済性〉 ●安価 〈経済性〉 ●"軽い安定剤"として昔から広く使われ、安心感がある	〈長期効果〉 ●1ヶ月以上の長期の経過においては、利益がない ●頓服使用は、その場の症状緩和には役立つが、長期的な改善は起こらない 〈離脱〉 ●慢性うつ病については、離脱ができず長期使用になる ●広場恐怖を伴うパニック障害やその他の不安障害は慢性に経過することが多く、これらの患者の不安症状に対する使用は長期使用になる ●これらの結果、治らないが服薬はやめられない"半病人状態"、多剤併用の原因になる
医師にとっての有用性	〈処方の容易さ〉 ●診断をつけずに処方しても問題が起こることが少ない ●本人の訴えに応じて処方すればよく、治療計画は不要で、機械的な処方ができる ●服用量や服用時間、頓服について、患者の判断に任せても、問題になることが少ない ●誰でも服用している・内科でも処方する"軽い安定剤"という名前で広く知られており、患者に警戒心を起こさない ●抗精神病薬や抗うつ薬につきまとう"精神病"というマイナスのイメージがない 〈医院経営への影響〉 ●**常用量依存を起こすことにより、患者が受診を怠らないようになる**	●最近、メディアにて処方薬依存・乱用が問題としてとりあげられるようになり、処方することがためらわれるようになった
安全性／副作用	●不快・重篤な副作用、併用禁忌が少ない ●大量服用しても安全	●認知機能の低下や精神運動機能の抑制、健忘、転倒、交通事故、特に高齢者 ●脱抑制、特にアルコール併用のときに増強 ●長期使用のほとんどの症例に耐性・常用量依存が生じ、多くの症例は離脱を試みて失敗する

起きています。

ただ、よほど重大な事態におちいるようなケース以外では、裁判沙汰になったり、報道されたりすることはないので、認識していないだけなのです。

この医療行為が原因で生ずるさまざまな疾患や病状の悪化のことを医原病と呼びます。耳慣れない言葉だと思いますが、何も私が作った造語ではありません。ちゃんとした専門的な言葉で、英語ではiatrogenic diseaseといいます。

この医原病という考え方は何も新しい概念ではなく、古代ギリシャ時代から医者が患者に害を与える（病状を悪化させる、別の病気の原因となるなど）可能性については、常に医師が心にとめておくべき重要な考え方だとされていました。その証拠に長い間、医療従事者たちのバイブルとされていた『ヒポクラテスの誓い』の中にも

患者に害を与える治療法は絶対選択してはいけない

との戒めの一文があるくらいです。

しかし、この戒めもむなしく、医原病がまん延しているといったら、驚くのではないでしょうか。

国民医療費の推移と医療費のGDP比

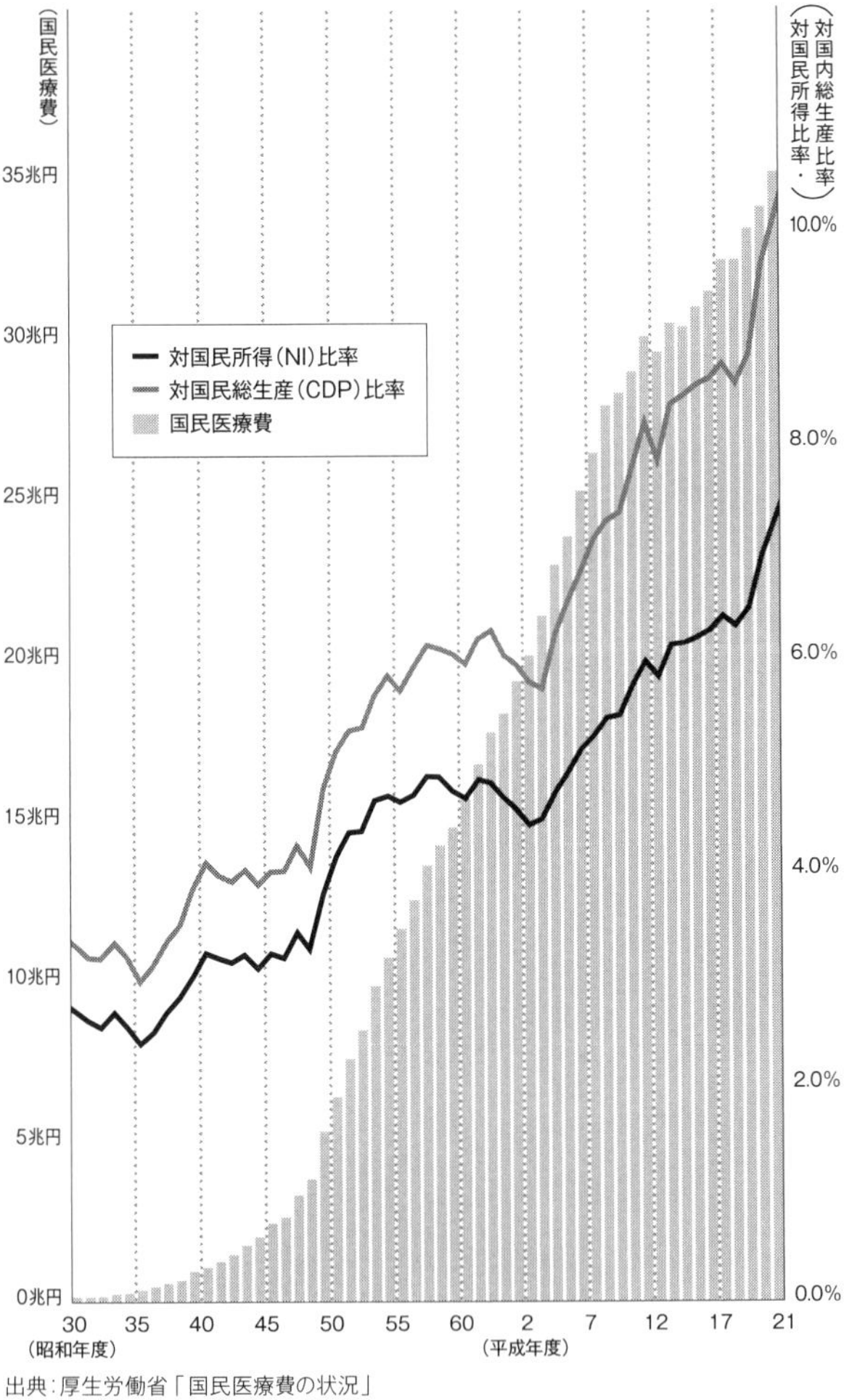

出典:厚生労働省「国民医療費の状況」

医療費の増大はなぜ起こるのか？

振り返ってこの国の医療費の増大について考えてみましょう。みなさんご存知のように現在日本の医療費は、39兆円近くにまで膨れ上がっています。しかし政府や医療界は口では医療費の削減を目指すといいますが、実際には何の有効な手立てを打っていないばかりか、カネでしか医療費という問題を見てはおりません。医療費が増えているのは高齢者が増えたからでしょうか？

前ページと次ページの表を見てください。総額だけでなく国民一人あたりの医療費も、この10年だけでも1.5倍近くに増えています。また少し古い年代と見比べてみても、1955年は総医療費は年間およそ2388億円ですが、50年以上経過した現在の年間の総医療費は39兆円にまで膨れ上がりました。人口は1.5倍増程度といわれていますが、医療費は150倍以上になっているのです。インフレ率を考えてもすさまじい増大です。そして最も重要なことはそれだけお金をかけておきながら、治った＝病院に通わないで済むようになった、という人は極端に少ないことが観察されることです。

高齢者は昔にもいましたし昭和の初期にもいました。彼らには救急病院さえもまともに

国民健康保険一人当たりの医療費の推移（老人医療費を除く）

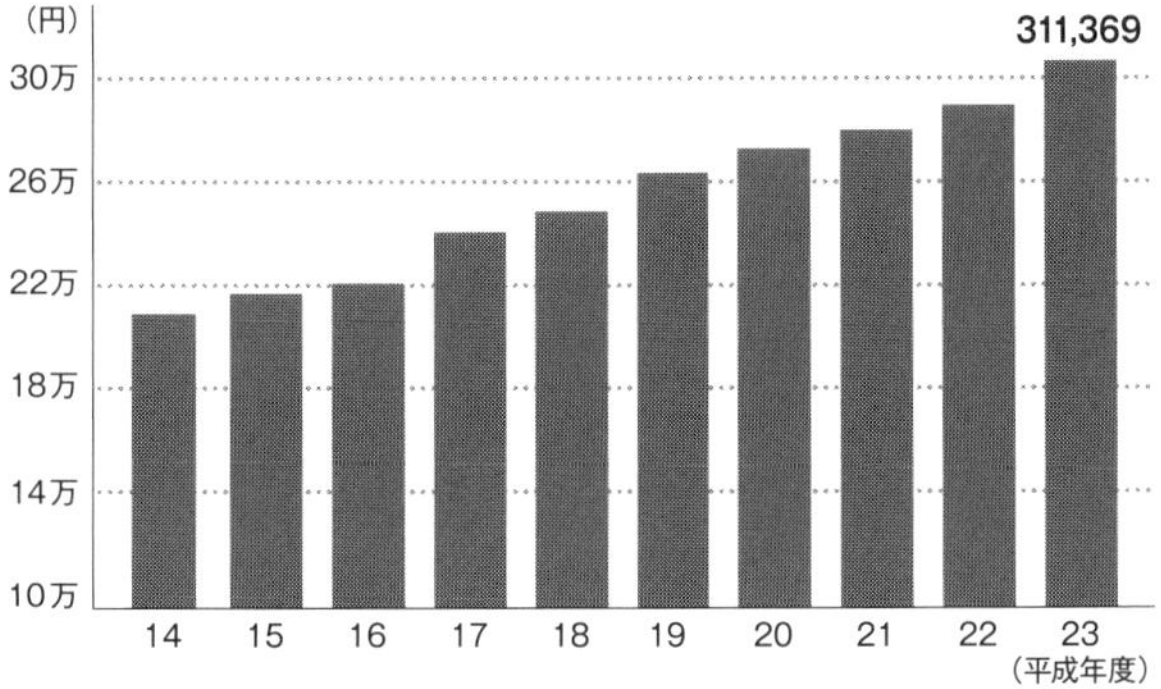

出典：長野県松本市市政統計資料

存在せず、入院する病院さえろくに存在しませんでした。しかし彼らの中にも70歳や80歳まで長生きする人はたくさんいましたし、途中で病気になる人は非常に少なく、ガンや心筋梗塞や膠原病などの難病もほとんどなかったのです。昭和の初期の平均寿命が短く現在が長いように見えるのも、いくつもからくりがあることがわかっています。そのことは本書では字数の関係で示しませんが、昔の平均寿命が短い理由は幼児死亡率が高かったこと、救急医学が発展していなかったこと、外傷や感染症死亡率が高かったこと、貧富の差などに起因していることがわかっています。

上の表は日本の医療費の増大の推移ですが、どれだけ無駄な医原病が作られ、どれだけ無駄な薬が使われ、どれだけ社会毒とよばれる原因物質が現代の病気を作っているか、本書を読み終わった後にもう一度考え直してみてください。また、次ページのグラフを見てわかるように、ガン（悪性新生物）で死亡する人は増加の一途をたどっています。この事実と医原病が作られていること、社会毒がまん延していることとは無関係ではありません。そのことについては、この後に述べていきたいと思います。

医学不要論

これまでの内容を読んで、内海は病院や医師が嫌いなだけなのでは、と思われる人も多いかもしれませんが、そんなことはありません。私がいい病院だなと思う病院はほんの少し存在しますし、尊敬する医師も少しだけいます。でも本当の意味で治せる医師というのは数少ないということなのです。皆さんがいい病院と思っているところほど、実はいい病院ではなかったりします。

もっとも、私のことを嫌いな病院や医師は、相当な数いるとは思いますけれど。

それはさておき、端的に私の考えを述べますと、私は今の日本や世界で医療の主流となっ

日本における主な死亡原因の推移

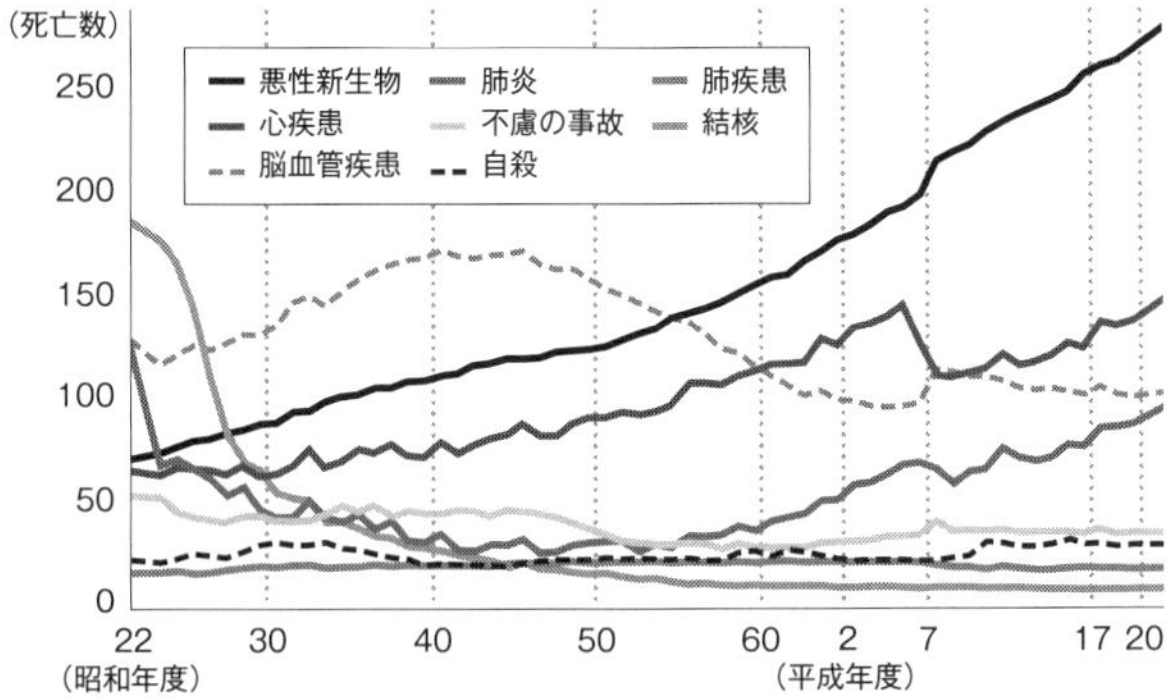

出典：厚生労働省「人口動態統計」　※死亡数は10万人あたりに対する人数をあらわす

ている現代西洋医学というものの、ほとんどは不要なものだと考えています。

それは、現代西洋医学の主目的が私の考える**病気を治す**とは異なるところにあり、さらにまた現代西洋医学が医原病の原因となっているからにほかなりません。

私はこの考え方を医学不要論と呼んでいます。医学不要論では本当の医学とは、本質的な治癒（＝病院に行かなくても済むこと）をもたらすものと定義しています。医原病ばかりを作りむしろ悪くしたり、薬漬けにしている現代医学は医学ではなく、それを不要だと述べているわけです。そこには原子力ムラと呼ばれるものと同じ構図の医学ムラが存在します。また本当は現代医学のほぼすべてに本質的な科学的根拠はないのです。それは対症療法（アロパシー医学）を生みだすもととなり、教科書や論文ですら、科学的根拠に乏しいことが記載されています。

そもそも現代医学が病気として扱っている定義は、そのほとんどが間違っていると言ってよいのです。それらは原因や因果関係がはっきりしないものばかりで、病気に対する定義となりえていません。

また現代医学の薬のほぼすべては本質的解決をもたらさず、ずっと飲み続けなければいけないという形態をとっています。薬とは単なる毒であり、薬に作用や副作用があるわけではないのです。

それらを解決するために医学不要論では代替療法を勧めています。しかし代替療法にも誇大主張や落とし穴や不完全さ、また得手不得手があることは知っておく必要があります。また医学不要論では生命の輪と呼ばれる必須栄養素たち、生命の外の輪といわれる付随栄養素たち、そして精神の輪をもとにして病状の改善を図るよう提唱しています。心身一如の言葉を参考にし、社会毒とは何であるかをしっかり学び、健康保険の問題点を学び、その裏に存在する利権構造を学ぶことを提唱しているわけです。

現代西洋医学が必要なケース

私は医学不要論を提唱していますが、現代西洋医学のすべてを否定しているわけではありません。

以下に述べる3つのケースにおいては現代西洋医学で治療すべきであると考えています。

その3つとは大きくわけて

- そのまま放っておけば死んでしまう病態
- そのまま放っておけば死にそうになるような病態
- そのまま放っておけば体の機能を喪失してしまう病態

の3つです。具体的な病態例は、以下のケースです。

①心筋梗塞、脳梗塞などの梗塞性疾患の急性期
②くも膜下出血、潰瘍出血、ガンからの出血など、出血の急性期

③肺炎、胆管炎、髄膜炎などの重症感染症
④交通事故、外傷、熱傷、骨折などにともなう救急医学的処置
⑤誤嚥による窒息、溺水や低体温などの救急医学的処置
⑥腸閉塞、無尿など排泄に関する生命にかかわるものへの救急医学的処置
⑦胎盤剥離、臍帯ねん転、分娩時臍帯巻絡など、産科に関する救急医学的処置
⑧失明、聴覚喪失などに関する救急医学的処置
⑨薬物中毒症や毒物性の曝露に対する処置
⑩染色体や遺伝などの異常が100%わかっている疾患への対応
⑪未熟児の管理
⑫サイトカインストームなど免疫に関する重篤な異常状態への処置

これは救急治療が西洋医学の得意技であると同時に、慢性病は西洋医学では治らないということでもあります。慢性病は西洋医学では治らないという話に関しては、みなさんも耳にしたことがあるのではないでしょうか?

ある医学会の会報

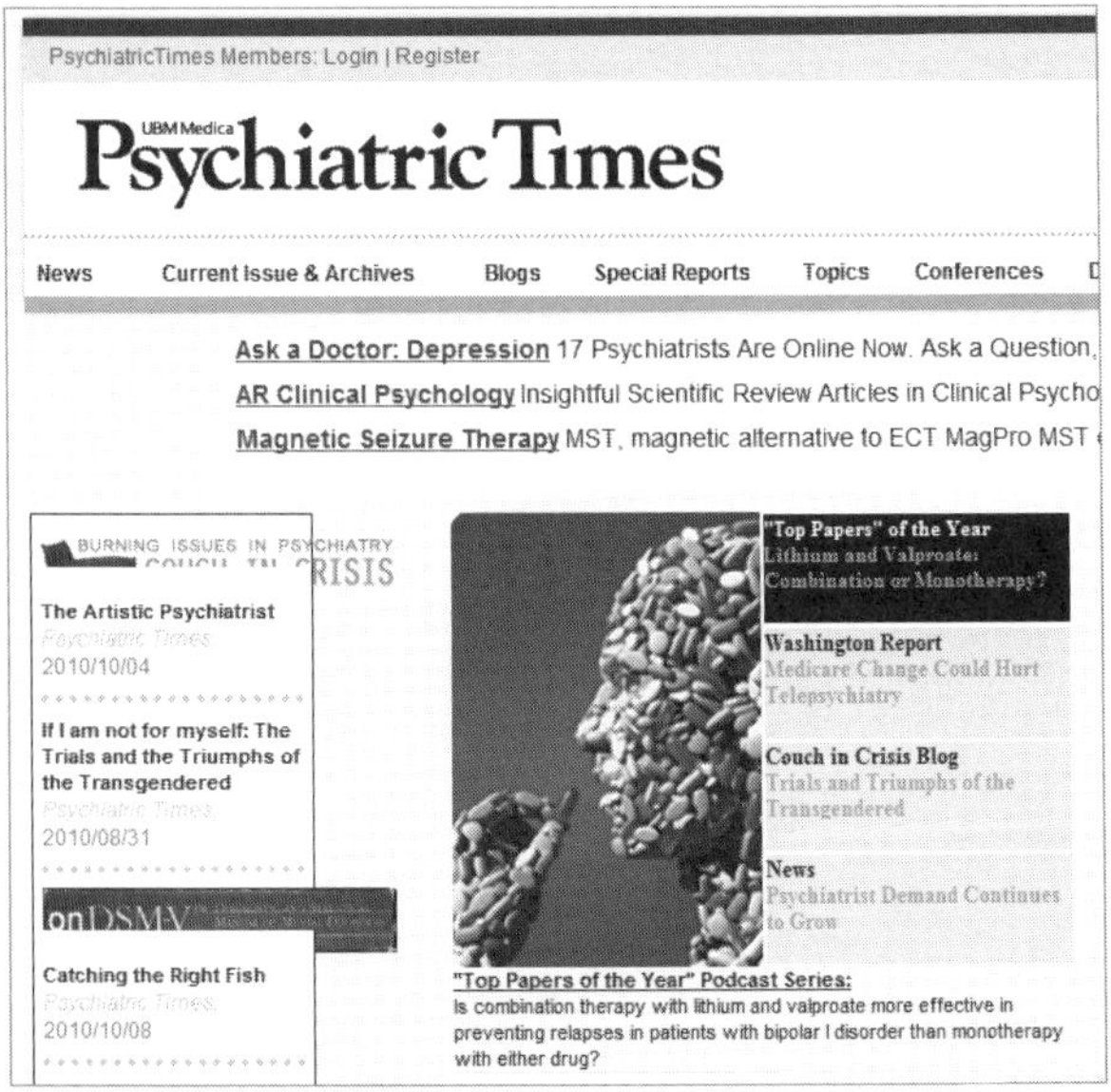

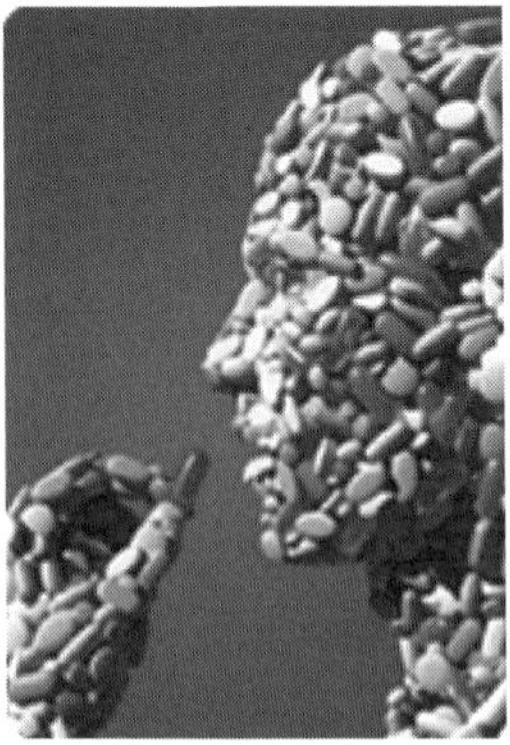

出典:「Psychiatric Times」

ある医学会の会報

前ページの写真をご覧になっていただきましょう。これはアメリカのある医学会の会報に載った写真です。そのまま人々を薬漬けにしたいという意図がちりばめられた写真だと思われないでしょうか？　これを会報に使ってしまう彼らの感覚には心底驚きますが、逆に日本人はこうなることをいつも望んでいる民族だ、ということもいえます。クスリはリスクという言葉をよく使いますけれども、本当に命の危険がある時以外、クスリというのはむしろ命を縮めるのだということを理解する必要があるでしょう。いまやそんなことをいう医者はいなくなってしまったのが現実なのです。

薬の真実

ここまで医療・医学あるいは一般的な治療行為ということについて、その問題点、疑問点について指摘してきました。

いきなり、これまで信じてきた医学を否定され、とまどう人もいれば、いろいろと思い当たることがある人、あるいは内海の言うことなどまったく信じないという人も当然いることと思います。

いろいろな意見があることは健全なことだと思います。

とはいえ、意見や反論が百出するのは、やはり医療・医学にかかわる問題は、非常に専門的で素人には敷居が高いということ、あるいは医療・医学へのかかわり方が人によってさまざまなことも原因なのではないでしょうか。

そこで本書では、おそらくはすべての人が日常的に受けているであろう医学的治療のひとつに的をしぼり、その問題点や疑問点、あるいは多くの人が知らないであろう事柄について述べていきたいと思います。

そのすべての人が日常的に受けていると思われる医学的治療とは薬です。

病院に行った人のほとんどは、治療行為の一環として、なんらかの形で薬をもらうことと思います。また市販薬については、身近なドラッグストアやコンビニエンスストアでも手に入ります。

そういう意味において、薬はもっとも身近な治療法であるともいえます。

しかし、そのもっとも身近な治療法について、みなさんはどれだけ知っているでしょうか。

多くの人が

- 医師が処方したものだから問題ない
- 市販されている薬が危険なはずはない
- ちゃんと説明書を読んで服用しているから大丈夫

などと考えて、薬の安全性や影響について真剣に考えたことはないのではないでしょうか。

えらそうなことを言わせてもらえば、多くの人はあまりに薬について無知すぎます。

処方薬であれ、市販薬であれ、多くの人が知らない真実が薬にはあります。

これから、その薬の真実について明らかにしていきたいと思います。

第二章

すべての薬は毒である

すべての薬は毒である

さてここからは本書の主題でもある薬の話をしたいと思います。

一般的に言って、薬がもっとも身近で手軽な治療的方法であることに異をとなえる人は、多くないと思います。

なにしろ病院へ行って処方箋をもらわなくても、コンビニエンスストアやドラッグストアあるいはネット通販などで市販薬であれば手に入れることができます。

またなんらかの不調により病院に行けば、多くの場合

「とりあえずお薬をお出ししておきましょう」

といった具合に、薬（処方箋）をもらうことがほとんどなのではないでしょうか。

さて、これほどまでに身近で手軽な治療的方法である薬について、みなさんはどれだけのことを知っているのか考えたことがありますか。

- ちゃんと説明書は読んでいる
- 副作用のことを気にしながら服用している

●定められた用量、用法は常に守っている

などと反論する人がいるかもしれません。

しかし、私は薬について声を大にして言いたいことがあります。

それは**すべての薬は毒である**ということです。

薬の正体

まず薬について誰からも異論の出ないであろう大原則があります。それは健康な人には薬は必要ないということです。さらにつきつめて言ってしまえば、健康な人にとって薬は毒にしかならないとも言えます。

少し乱暴な言い方に聞こえるかもしれませんが、多くの人は同じ意味のことを病院で言われているはずです。ただそのことを意識していないだけなのです。

病院で薬をもらったことがある人なら、次のような言葉を医師から言われた経験があるのではないでしょうか。

「症状がおさまったら、薬を飲むのをやめてください」

この医師の言葉こそが、薬の正体を雄弁に物語っているといえます。

当然のことながら、症状がおさまることと、病気が治ることはイコールではありませんから、病気がぶり返す可能性はあるわけです。しかしながら、医師は薬を飲まなくなって病気がぶり返す危険性よりも、健康な体に薬を投与し続ける危険性の方が高いと認識しているからこそ、患者に症状がおさまったら薬を飲むことをやめるように告げるのです。

ではなぜ医師たちはそのような薬を処方するのでしょうか？　これにはもちろんいろんな理由がありますが、一番の理由はやはりお金であり病院の儲けなのです。

思い出してもらいたいのは、現代西洋医学の基本が対症療法であるということです。医学の基本が対症療法である以上、薬学・薬理学もその基本的な仕組みに組み込まれているということは言うまでもありません。

第一章で**病院は病気を治してくれない**と述べましたが、薬についても同じことが言えます。

薬は病気を治してはくれないのです。

薬はさまざまな不快症状を緩和したり、改善してくれたりはしますが、病気そのものを治癒させるわけではありません。それどころか、薬を使用したことによって、新たな不快症状が生じたり、医原病にかかったりすることすらあります。

薬は対症療法的な意味において、不快症状を取り除く効果が期待できることは事実ですが、それと同じくらい人間の体に悪影響を与えるものであることを是非とも覚えておいてください。

副作用は存在しない

ところで、さきほど薬を使用すると新たな不快症状が生じる場合があると述べましたが、この新たな不快症状と聞いて、それは副作用のことではないかと思う方も少なくないでしょう。

そして副作用については、説明書に書いてあるのだから、副作用の危険性については理解したうえで薬を使用しているのだから問題ないという声が聞こえてきそうです。

実は私はこの副作用という言葉を使うことは間違っていると考えています（ただし、副作用という言葉自体は多くの人が知っている言葉であるので、本書においては混乱を避けるため、薬を原因とする有害な作用については副作用と表現することにします）。

辞書的に副作用という言葉を解説すれば、薬が本来の目的とする作用以外の有害な作用ということになるでしょう。

しかしながら、ある薬を使用することによって、その薬が人体におよぼす働きはすべて作用であるというのが私の考え方です。

もちろん、それぞれの作用において、その出現する確率は異なるのだから、副作用という言葉を使ってもいいではないかと考える人もいることでしょう。

しかし、薬がその目的とする症状の緩和などに有効に機能した場合を作用（一般的な薬の説明書には効能・効果と表記されています）と呼び、目的外の（多くの場合は有害な）人体におよぼす働きを副作用と呼ぶのは、ご都合主義と呼ばざるをえません。

薬が目的通りの働きをおよぼすことを効能・効果と呼ぶのなら、いわゆる副作用については××％程度の確率で起こり得る有害な効果とでもするべきではないでしょうか。

あるいはいっそ、そのものずばり逆効果と表現してもいいかもしれません。

しかしながら、薬の説明書にそんな言葉が書いてある例を私は知りません。

考えてみてください
「以下のような副作用が起こる場合があります」

という表現をされている場合と「5%程度の確率で、以下のようなあなたの体に有害な効果が表れる場合があります」という表現をされている場合では、薬を使おうとする人の受け取り方は、かなり異なってくるのではないでしょうか。

前者のように表現されていれば、あまり深く考えず薬を使用するでしょうし、後者のように表現されていれば、薬を使用するかどうか、大いに悩むことになるのが一般的な感覚ではないかと思います。

おおざっぱに言えば、表現しようとしている内容は、前者も後者も同じことです。異なるのは後者のような表現であれば、薬の使用をためらう人が確実に増えるということでしょう。

ここにひとつの真実がみてとれます。

副作用という言葉は、薬の使用をためらう人を増やさないための便宜的な言葉でしかないということです。

ですから私は言うのです。**薬に副作用など存在しない**と。

丁半バクチのような抗生物質

私は基本的にすべての薬は毒であると考えているので、なるべくならばすべての薬は使用しないことが望ましいと考えています。

しかし、だからといってすべての薬に効果や価値がないと言っているわけではありません。その代表的な薬が抗生物質です。

まず抗生物質とはどんな物質かということについて、みなさんご存知でしょうか。

今では、言葉としても薬としても、当たり前のように使われている抗生物質とは何かということについて簡単に説明しておきたいと思います。

抗生物質とは微生物を利用して作られた物質で、他の生体（主にウイルスや細菌など）の機能や発育、増殖などを阻害する物質です（その標的となる生体によって抗菌薬、抗ウイルス薬、抗真菌薬などともいいます）。ちなみに世界最初の抗生物質であるペニシリンは青カビから作られました。

抗生物質はその特性上、人類の感染症対策に重要な仕事を果たしました。人類の歴史は同時に感染症との戦いの歴史でもありましたから、当初、抗生物質は夢の薬のようにもてはやされたのです。しかし、その強力すぎる薬効にはいろいろな危険性があることが今では知られています。

抗生物質が攻撃する他の生体は、何も病気の原因となっている生体に対してのみ行われるわけではありません。人が生きていくために必要な常在菌などを攻撃してしまい、その結果としてバランスを崩し、重大な病気になる場合があります。

また抗生物質の攻撃を生き延びた耐性菌の問題も広く知られています。病気を治すために抗生物質を使用した結果、さらに強力な病原菌が生まれてしまい、最初よりも重篤な病気の原因となってしまうことがあるのです。

夢の薬は、実は猛毒でもあったのです。

とはいえ、時としてこの猛毒が絶大な治癒力を発揮する場合があることについては、私も否定できません。感染症で放っておけば、命を失うであろう患者が抗生物質の投与によって劇的な改善をみせ、命をとりとめることがあるというのは、まぎれもない事実だからです。

科学的に見て、抗生物質が細菌など他の生体への攻撃性があることは間違いありません。しかし、その攻撃性がプラスの方向に働くか、マイナスの方向に働くかは、個々人の生命力や体質などに左右されることもまた事実なのです。

放置しておけば死んでしまうのだから、抗生物質がよい方向に出ることに賭けて、使ってみようという、いわば命を賭けた丁半バクチというのが、抗生物質の真の姿なのです。

第二章

山ほどある危険な薬、効かない薬

危険な薬、効かない薬

私が**すべての薬は毒である**と考えていることは前章で述べた通りです。

とはいえ、すべての薬に価値がないというわけではありません。一定の条件下においては絶大な力を発揮することもありますし、対症療法的な使用にまったく意味がないとまではいえません。その絶大な力を発揮するタイミングが救急治療だということです。たとえば強心薬は平時に打てば猛毒で人は死にかねません。しかし心臓が止まった時には蘇生させるための強力な薬になるのです。

しかし現実的に西洋医学で使われている多くの薬は、時には毒、時には薬ということではなく、全く効かないものや意味のないものがあるのです。そのような薬たちをありがたがって使用している人がたくさんいる、だからこそ日本は治らない患者さんばかりであり、医療費が増大しているということなのです。

そこでこの章では、私が特に危険性があり、効き目が疑わしいと思っている薬について述べていきたいと思います。

それを読んだうえで、今後どのように薬と向き合っていくべきかを考えてみてください。

ひとくちに薬と言っても、処方薬から市販薬、あるいは保険適用外の薬など、それこそ星の数ほどの種類があります。

その数ある薬の中でも、最初にあげなければならないのは、以下に述べる3つの薬です。

この3つの薬は、あらゆる薬の中で私が特に危険でなおかつ医原病の大きな原因になっていると考えているもので、私は個人的にこの3つの薬のことを大いなる皮肉をこめて**3つの聖水**と呼んでいます。

3つの聖水

その3つの聖水とは

- ●ワクチン
- ●精神薬
- ●抗ガン剤

の3つです。
まず、この3つの聖水について述べていきたいと思います。

第一の聖水　ワクチン――ワクチンとは何か？

まずワクチンとは何かということについて簡単に説明しましょう。日本においてはワクチンというよりも予防接種と言った方が、通りがいいかもしれません。

ワクチンとは人間の抗原抗体反応を利用して感染症を予防する薬とされています。標的となる感染症の毒性を弱くしたり、無毒にした病原体から作られた薬で、弱められた病原体を注射などで人間の体に注入することによって、標的となる感染症に対する抗体を体内で作ることを目的としている、とされています。抗体が作られることにより、それ以降、感染症にかかりにくくなるという効果があるというわけです。しかし実はこの理論には疑いがあることがわかっており、日本でも世界でも多くの専門家が指摘してきたことなのです。

ちなみに世界で最初にワクチンを開発したのは、イギリスの医学者であったエドワード・ジェンナーだといわれています。ジェンナーは牛痘にかかった人が天然痘にかかりにくいという事に注目し、天然痘ワクチンを作りだしました。ちなみにワクチンという言葉は、ラテン語で牝牛を意味するVaccaという言葉に由来しているといわれます。

生ワクチンと不活化ワクチン

ところで同じ感染症を標的としたワクチンであっても、生ワクチンと不活化ワクチンの2種類が存在しているワクチンがあります（ポリオワクチンはその代表）。

この2種類の違いを簡単に説明しておきましょう。

生ワクチンとは毒性を弱めた生きた細菌やウイルスを使用したワクチンで、不活化ワクチンとは細菌やウイルスを殺して毒性をなくし、感染症に対する免疫をつけるために必要な成分を使用したワクチンのことをさします。

一般に生ワクチンは接種回数が少なくすみ、不活化ワクチンは一定の間隔をおいて複数回接種する必要があるといわれます。しかし世界中のいろいろなデータを調べてみると、それが生ワクチンであれ不活化ワクチンであれ、全然効果のないことがわかってきたのです。

ではなぜそのような効果のないワクチンが効果のあるように喧伝され、人々はワクチンが感染症を予防してくれると信じるようになってしまったのでしょうか？

これにもいくつか理由はありますが、一番の理由はやはり医療界と製薬業界の儲けのためです。彼らのことをいまや皮肉を込めて医療マフィアと呼ぶ人も出現しているくらいなのです。さて、それではこれからワクチンがなぜ効かないのか、なぜ危険なのかということについて紹介していきましょう。

ワクチンは何でできている？

ところでワクチンはどのような材料からできているか考えてみたことはありますか。ワクチンは体内に注射で成分が入り込んできます。本来私たちが何かしらを吸収するとき、ほとんどは食べることによって消化吸収して入ってきます。それは胃で消化され腸で取捨選択され吸収されますので、少々危険なものを食べてもすぐに大事にはなりません。たとえば床に落ちた物を食べたとしても、細菌やごみは消化吸収の過程で取捨選択されるのです。

しかしワクチンは直接注射で成分が入り込んできて、結局それは血液の中に入り込むことになります。だからこそその成分には食品以上に注意を払うことが必要です。

ワクチンに含まれている物質例

❶ ワクチンの材料である動物細胞の培養で生じた細菌や野生のウイルス
❷ 水銀。神経毒である水銀は、複数回接種するタイプのインフルエンザ・ワクチンに含まれている。そのほかのワクチンでも、微量の水銀が残留しているものがある
❸ アルミニウム。アルミニウムは、骨、骨髄、脳の変性を起こす可能性がある
❹ サルやイヌの腎臓。トリやウシ、人間の毛髪、ガの細胞
❺ 発ガン性物質であるホルムアルデヒド
❻ ポリソルベート80。メスのネズミで不妊症を、オスのネズミで睾丸の萎縮を引き起こすことで知られている
❼ 抗生物質、着色料、安定剤、アルコールやグリセリンなどの賦形剤、塩化ナトリウムなどの等張化剤、リドカインなどの無痛化剤、希釈剤、リン酸塩類などの緩衝材など

多くの人は自分の食べる物がどんな材料からできているか知りたいと考えているでしょう。

そして危険なものは避けたいと考えるでしょう。

さて、そのように体内に直接入ってくるワクチンなので、私はその材料にこそ気を配ってもらいたいと考えています。

上の表に示すのがワクチンの主な材料です。

これは公式添付文書に記載されていることであり、製薬会社はすべての薬に対して添付文書を提出しなければなりません。これを評価して厚生労働省は薬を認可するのですが、この認可がいい加減なので薬ではないワクチンが認可されてしまうわけです。

具体的に補足すると次のようになります。皆

さんはこういう物質が入っているということをご存じだったでしょうか？

●ワクチンの材料である動物細胞の培養で生じた細菌や野生のウイルスが入っています。

●水銀は神経毒であることが十分に立証されていますが、依然として世界中のインフルエンザ・ワクチン（複数回接種タイプ）に入っています。その他のワクチンにも、微量の水銀が残留しているものがあります。

●アルミニウム。骨、骨髄、脳の変性を起こす可能性のある毒が入っています。

●猿、犬の腎臓、鶏、牛、人間、蛾の細胞が入っています。

●ホルムアルデヒド（防腐液）。発ガン性物質でシックハウス症候群などの源になる物質が入っています。

●ポリソルベート80（界面活性剤の一種）という、メスのネズミで不妊症、オスのネズミで睾丸の萎縮をひきおこすような物質が入っています。

アジュバントという禁断の魔法

先にも述べたようにワクチンは体内で感染症病原体に対する抗体を作ることを目的として

いる、とされています。

逆に言えば、これはワクチン理論の基本になりますから、抗体ができてくれないと困るということになります。そのために多くのワクチンにはアジュバントと呼ばれる補助剤が使用されています。しかし実はこの抗体の理論こそがもともと間違いだということを、多くの専門家たちは指摘しているのです。

簡単に言いますと、アジュバントを使用すると抗体ができやすくなるとされています。それは部分的には確かなのですが、このアジュバントを使用してワクチンによって抗体を作ってしまうと、感染症を予防するばかりかむしろ感染症を増やしてしまうこと、さらにいえば別の病気が増えてしまうことがわかったのです。

それでは意味がないではないか、と多くの方が思うかもしれません。その通り、意味がないのです。それにもかかわらず、これらが売られていて効くかのよう喧伝されているのは、まさに医療界と製薬業界の儲けのためなのです。

実際に多くのケースでなぜアジュバントを使用すると、抗体ができやすくなるのかという仕組みもわかっていません。よく理由はわからないけれど、抗体ができることだけは認められるから使っているというのが実情なのです。

またアジュバントとして使われている物質にも問題があります。アジュバントの材料として使用されている代表的な物質は、アルミニウム化合物や界面活性剤です。

特にアジュバントといえばアルミニウム化合物と言ってもいいほど、多くのワクチンにアジュバントとしてアルミニウム化合物が使用されています。アルミニウムの毒性については後述する社会毒の章で述べますが、正確な仕組みもわからないものに、毒性のある物質を使うということ自体に皆さんが違和感を覚えていただければ、本書を買った意味があるというものです。

ワクチンを打てば打つほど感染症にかかりやすい

先ほども少し述べましたが、世界中の本当の意味での善意の科学者や研究団体のデータを見ると、ワクチンを打てば打つほど感染症にかかりやすいことがわかっています。そんなことは信じられないという人のために、そのようなデータをいくつかご紹介しましょう。

たとえばアメリカで行われた大規模なコホート研究（ある特定の要因に曝露した集団と曝露していない集団について一定期間追跡調査を行い、その特定の要因と疾病の関係を調べる調査研究方法）結果では、ワクチンを打った子どもと打たない子どもでは、打った子どものほうが圧倒的に救急外来にかかりやすいということを示しています。

これは二〇〇四年から二〇〇八年まで追跡調査した、三十二万人という大規模な研究であり、これを覆すのは困難かと思われるほどです。しかし一般の方々の前にこのような研究の情報がでてくることはまずありません。医療界は自分たちに都合の良い研究しかおもてには出さないからです。

ワクチンが子どもの病気を増加させる

日本ではあまり知られていませんが、欧米ではワクチンが子どもの自閉症や注意欠陥・多動性障害（ADHD）などのリスクを増大させているとして問題視されています。

ジェネレーション・レスキューという自閉症児を持つ親たちが中心となった団体が、アメリカのカリフォルニア州およびオレゴン州でワクチンを接種した子どもと接種しなかった子どもの病気の罹患率について比較調査を行った報告があります。その調査結果は以下のようなものでした。

●ワクチンを接種した子どものぜんそく罹患率↓１２０％増
●ワクチンを接種した子どものＡＤＨＤ罹患率↓３１７％増
●ワクチンを接種した子どもの神経疾患罹患率↓１８５％増
●ワクチンを接種した子どもの自閉症罹患率↓１４６％増

いずれもワクチンを接種した子どもの方が高いという結果が出ています。それは当然のこと、毒だらけで免疫を調整する作用など、もともとこのワクチンにはなく、むしろ免疫を狂わせるとか暴走させる作用があるのがワクチンなのですから。

また、ドイツでは19歳までの子ども一万七〇〇〇人を対象としたＫｉＧＧＳという大規模な青少年者の健康調査報告があります。

この調査では、ワクチンを接種した子どもたちは、ワクチンを接種しなかった子どもたちより2倍以上の確率でさまざまな病気にかかっていると報告しています。

世界ではワクチンの被害について多くの裁判が行われています。有名なのはイタリアのバレンティノ・ボッカの裁判で、三種混合のワクチンを打って自閉症のような症状になったと

「ドイツ青少年健康調査」における ワクチン非接種児童疾患発症割合比較

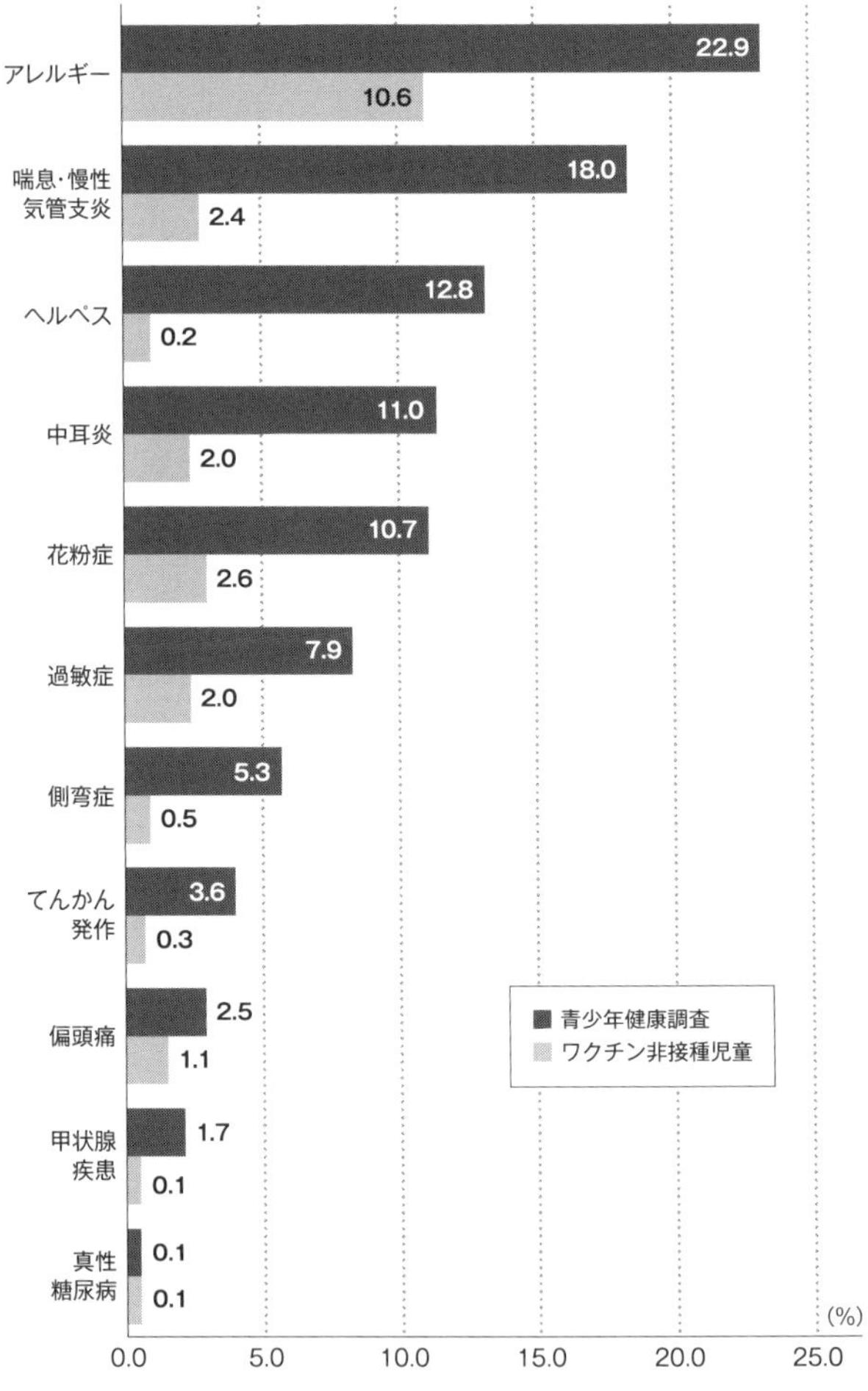

され、勝訴して因果関係が認められたということで海外では話題になりました。しかしもちろん日本では一切報道されず、海外でワクチンの危険性が多数報道されていてもメディアがそれを流すことはありません。

このように欧米ではワクチンの危険性が注目されているのです。

以下、代表的なワクチンについて述べていきたいと思います。

副作用が危険な子宮頸ガンワクチン

日本における婦人科領域のガンで最も多いのは子宮頸ガンだといわれています。子宮頸ガンの発症にはヒトパピローマというウイルスが関係していると考えられているので、ワクチンが開発されたのです。この仮説を唱えたのがドイツの学者であるハロルド・ツアハウゼンなのですが、実はこの理論がそもそも嘘であり、ヒトパピローマウイルスは子宮頸ガンに関係しないばかりか、ほとんどは自然消退することもわかりました。アメリカの感染症トップ機関であるCDCは、子宮頸ガンの原因はヒトパピローマウイルスではないということをはっきりと認めています。FDAという食品や医薬品に関する認可局（日本でいう厚生労働省）

も、ヒトパピローマウイルスは自然に消失し、子宮頸ガンとの関連性がないと二〇〇三年の時点で認識していたことが明らかにされています。

この子宮頸ガンワクチンには、導入当初からいろいろな問題が指摘されていました。すでに導入されていた海外でワクチンの危険性が問題視されており、導入を決定する審議会で最後まで時期尚早だと反対する委員がいました。日本でワクチンを推奨する有名医師や委員の中には、利益相反を疑われている者が多数存在します。

それにもかかわらず、二〇〇九年にはサーバリックスが、二〇一一年にはガーダシルが承認され販売されるようになりました。

当初は3回の接種が必要だという煩雑さや、比較的高価なワクチンであったため、それほど接種する人は多くありませんでした。ところが、厚生労働省はこのワクチンの普及を促進するために助成金制度を作ったため、多くの市区町村において無料（あるいは低額）で接種できることになり、かなりの女性（特に中学1年生から高校3年生までの女性が重点的に対象とされていました）が子宮頸ガンワクチンを接種することになりました。いまやタダだから打っとかないと損だなどという、浅はかな考えで子どもにワクチンを打つ親が多数出現している状態なのです。

ところが、接種した女性が増えるとさまざまな副作用が報告されるようになったのです。副作用といっても、ちょっと気分が悪くなるといったレベルのものではありません。慢性的に激しい痛みにおそわれたり、失神したり、生理が止まったなどという事例が報告されています。ひどいものになると、ギランバレー症候群や全身性エリテマトーデスなどの難病を発症している例もあります。多発性硬化症といって非常に難しい状態になってしまう女性もいます。

ウイルスの専門的な学問によっても、このワクチンには意味がないことがわかっています。ヒトパピローマウイルスは全部で確認されているだけでも約200種類が存在しますが、この中で比較的発ガン作用の高いウイルスは15種類程度といわれてきました。そしてたとえばサーバリックスの場合、このワクチンがカバーしているウイルスはＨＰＶ16型と18型しかありません。さらにいうと日本人において比較的有害性が謳《うた》われているのがＨＰＶ52型と58型なのですが、子宮頸ガンワクチンはそのウイルスをカバーしていません。

それどころか子宮頸ガンワクチンを打つと子宮頸ガンが増えるという驚愕のデータがあります。これは『子宮頸ガンワクチンの大ウソを暴く』という著書の中で、マイク・アダムスという医療ジャーナリストが指摘しています。彼はこの著書の中で子宮頸ガンワクチンのガーダシルが44・6％子宮頸ガンを増やすというＦＤＡの書類を取り上げています。このようなワクチンを本当に打っていいのか、皆さんはどう思われますか？

このようないきさつと、多数の副作用による問題で、現在世界各国において子宮頸ガンワクチンについての訴訟が多発しています。しかし日本ではそのような報道は全くといっていいほどされず、いまだＣＭによって宣伝されているというのが現状なのです。

また、子宮頸ガンワクチンは女性のためだけだと思っている方もいるかもしれませんが、オーストラリアでは男の子にも投与されています。尖圭コンジローマの予防というのが名目ですが、これも子宮頸ガンとヒトパピローマウイルスに関係がないように、予防効果はないのです。こういうところからも医療界や製薬業界のもうけ主義が垣間見えます。

サーバリックスとガーダシル両方のワクチンの開発に深くかかわった人物に、ダイアン・ハーパー博士がいます。しかし彼女はアメリカのテレビの中で堂々と

「子宮頸ガンワクチンによって子宮頸ガンが減少することはない」

と明言しています。開発や研究にかかわった人物でさえ、子宮頸ガンワクチンについて無意味さと危険性について言及しているのが実情なのです。

ポリオワクチンが小児麻痺をつくる

ポリオの正式名称は急性灰白髄炎といい、ポリオウイルスが原因で発病する感染症です。5歳以下の子どもがかかることがほとんどなので、かつては小児麻痺と呼ばれていましたが、大人がかかる場合もあるため、最近ではポリオと呼ぶようになりました。

ところで自然発生によるポリオが根絶したといわれている日本やアメリカにおいて、近年発生したポリオの原因のすべてがポリオワクチンによるものと言われています。これは主にポリオの生ワクチンを使っていたことが原因です。アメリカのCDCも天然のポリオはすでにこの数十年観察されず全滅しており、すべての小児麻痺はワクチンが原因だとまで言及しています。一般の方はもしそうなら中止すればいいではないかと思われるかもしれません。それがそうとならないのが医療業界であり、つねにワクチンは別の目的があって販売されているのです。

ポリオの生ワクチンの危険性については50年以上も前に認識されていましたが、CDCが生ワクチンの使用をやめるように勧告したのは二〇〇〇年になってからでした。

日本の予防接種が生ワクチンから不活化ワクチンに切り替わったのは二〇一二年のことで

すが、その8年も前にWHOはポリオが根絶した国では生ポリオワクチンを使うことの方がポリオを発生させるリスクがはるかに高いというレポートを出していたのですから、遅きに失したとしか言いようがありません。

一九八八年にワシントンポスト紙はポリオに関して興味深い記事を掲載しています。その記事ではワシントンで開かれたある医学関係の全国会議で、一九七九年以降発生したポリオ患者は、すべてポリオワクチンが原因であったと発表されました。

具体的に引用すると、「実際には、アメリカにおけるすべてのポリオ患者の原因はワクチンにある。一九七九年以降、アメリカにおいては、自然発症型あるいは野生型のポリオウイルスに起因するポリオ患者の症例は、一つたりとみられていない」ということです。

こうやって大人、とくに高度の教育という欺瞞を教え込まれた大人たちは、子どもを犠牲にして病気を広げていきますが、それさえも正当化し続け悪魔に魂を売ってきたのでしょう。

そして不活化ワクチンが世界では主流となってきましたが、こちらにも実は予防効果がないことがわかっています。

予防できないインフルエンザワクチン

冬になると毎年のようにインフルエンザの流行が話題となります。すると時を同じくしてインフルエンザワクチンについても話題になりますが、インフルエンザワクチンの効果については、数多くの疑問がもたれています。

インフルエンザワクチンの大きな問題は、標的であるインフルエンザウイルスは非常に変異が多いウイルスだということです。簡単に言うとインフルエンザにはたくさんの種類があるということです。

みなさんも、インフルエンザについてのニュースで

「今年のインフルエンザはA香港型とかソ連型あるいは、H◯N◯型です」

などと言っているのを聞いたことがあるのではないでしょうか。

そしてインフルエンザワクチンの標的ウイルスと実際に流行するインフルエンザの種類が異なっている場合、ウイルス学的に考えてもワクチンにはなんの意味もありません。

こう例えるとわかりやすいかもしれません。インフルエンザウイルスは球技という枠組みで、インフルエンザワクチンが狙うウイルスの型は個別の球技のようなものと考えてくださ

い。

あなたは野球のボールが飛んでくると思ってグローブを持って備えています、ところが実際に飛んできたのはゴルフボールやサッカーボールだったため捕球することができませんでした。

インフルエンザワクチンで起こっているのはこういうことなのです。

実際、インフルエンザワクチンの予想はほぼすべてはずれているという報告もあります。

ワクチンはよく効く、予防接種さえしておけば病気にかからないから安心だ、というのはじつは幻想です。これは完全な欺瞞であり本物の科学者なら誰でも述べていることですが、信ぴょう性が疑われてきたので世の医者たちは方針を変えてきたのです。そこで持ち出してきたのが「予防接種をしておけば重症化しない」という話です。

しかし、接種したから軽くすんだという本質的データはないどころか、利益相反がないきちんとした研究機関のデータでは、むしろ病気にかかりやすいことがわかっています。軽くすんだというようなデータがあった場合でも、誰が書いているかということが重要です。そのようなデータの場合、すべては大学病院か御用学者か製薬会社が書いています。政府が政治家はわいろや不正はしていないという研究結果を出して、どれくらいあなた方がそれを信じるかは自由だと思いますが。

しかし、多くの人々はこのまやかしの論法にひっかかって、予防接種を受けなかったらどうなるのか、という点に最大の関心を寄せているようです。皆さんの周りでもインフルエンザのワクチンを打っているのにインフルエンザにかかり、打ってない人がインフルエンザにかかっていない、というのを見かけたことはないでしょうか。

インフルエンザワクチンについては、他にもいろいろ危険性が指摘されていますが、細かい点については群馬県前橋市の医師会による『前橋レポート』や母里啓子氏の著書『インフルエンザワクチンは打たないで』(双葉社刊)、に詳しいので、そちらに譲ります。

興味のある人は目を通してみてください。

風疹罹患者の70%はワクチン接種済み

たとえば良心的な医者であれば、インフルエンザのワクチンや子宮頸ガンのワクチンは打たないほうがいいというかもしれません。というのは前述したように、ウイルス学の観点から述べても効果がなく有害性が著しいからです。しかし問題はこれらのワクチンだけではなく、すべてのワクチンに効果がないという点です。ここが一般の方はどうしても理解しづらいようです。

ここですべては紹介できませんが一例だけ典型的なデータを紹介しておきます。以下は国立感染研究所という日本の感染症トップ機関のデータです。二〇一二年のデータですが、麻疹や風疹の報告数、ワクチン接種率などが記載されています。

「麻しんの二〇一二年第1~24週（二〇一二年一月二日~六月十七日診断のもの）の累積報告数は147例であり、昨年同時期の約半数にとどまっている。年齢群別では、0~1歳の症例が最も多いが、20歳以上の成人も全体の45％（66例）を占め、そのなかでは20代（31例）と30代（23例）が中心であった。ワクチン接種歴別報告数では、接種歴のない症例が50例（34％）で最も多くを占めた」

「風しんの二〇一二年第1~24週の累積報告数は393例であり、これまで最多の累積年間報告数であった二〇一一年の371例を既に超え、昨年の同時期（214例）と比較して1.8倍の報告数となった。男女別にみた年齢群別ワクチン接種歴別報告数では、男性303例（77％）、女性90例で男性が女性の3倍以上報告されており、年齢については男性の年齢中央値32・0歳、女性の年齢中央値27・0歳であった。ワクチン接種歴については接種歴の無い症例が男性で24%、女性で35%だった」

しかしこれをしっかり読み直してみるとこういうことになります。

「麻疹にかかった人の66%は麻疹ワクチンを接種していた、風疹に罹った男性の76%は風疹ワクチンを接種していた、女性の65%は風疹ワクチンを接種していた」

これはどういう意味でしょうか？　言うまでもなくこれはまったく効果がないと認めているようなものです。当然ですが仮に科学的に効くものであるとするならば、これは0%にならなければなりません。ウイルス学と免疫学を根拠にしているとするならなおさらであり、もし0%が厳しいとしても5%や10%くらいになってもらわないとオハナシにもなりません。ここでよく多くの一般の方が勘違いされていますが、ワクチンとはすべて任意接種であり自分たちの意思で決めることが出来ます。昨今、まるでワクチンは義務であるかのような風潮が醸し出されていますが、強制してこようとするすべての医師、教師、保健士などは重大な法律違反をしているのと同じであり、ひいては憲法違反をしているといっても過言ではありません。昔はワクチンの一部で強制接種の時代があったのですが、あまりに効かないばかりか副作用や後遺症が多数認められたため、国も任意接種にせざるを得ないという歴史があったのです。しかし残念ながら日本人という民族は忘れるのが得意な民族なのかもしれません。

ここでこの数字を見直してみましょう。仮にこの国が強制接種だったとすれば、このデータの%が上昇します。おそらく打つ人は90数%になるでしょうが、もちろんそれでも効果にかわりはありません。後述するDTPワクチンなどでも指摘しますが、アメリカにおいては80%近い人がワクチンを打っています。しかしやはり効果がないのです。

先天性風疹症候群が怖いと言って勧めてくる人もいますが、この先天性風疹症候群に関しても信憑性が疑わしいと私は考えています。以下にごく簡単ではありますが説明しましょう。

最近「先天性風疹症候群が増えている」というメディアプロパガンダがあります。これはメディアプロパガンダなのですが一般人で気付く人はまずいないと思います。基本的に全国の風疹流行は一九九三年を最後に認められていないとされてきましたが、二〇一二年以降、関東や関西地域を中心に風疹が流行しているといわれ、二〇一二年秋以降、先天性風疹症候群が全国で22人、二〇一三年のデータではさらに増えて30人以上と報告されています。

まずは先天性風疹症候群がどれくらいいるのかを調べてみましょう。次にあげる表は感染症発症動向調査といって国が調べたデータですが、もともと先天性風疹症候群は一年に0～2人くらいしかいませんでした。

ではなぜ急にこれほど増えてしまったのでしょうか？　昔はみんな風疹の子がいればかかりに近くに行っていました。それでも先天性風疹症候群などというのは存在しませんでした。これにはおそらく別の要因が絡んでいます。問題はこれを科学的に完全に証明できないということです。可能性が一番高いのは放射性物質と放射線の影響ですが、これは世界でも私しか訴えていないので論拠となる論文はありません。いちおう妊婦が歯科医X線を数回受けただけでも、X線が影響を与えて早産につながる確率が数割高くなる、X線検査を受けることによってダウン症のリスクが増すなどありますが、完全な証明とは当然なりえません。しかし関連について考察する必要はあると思います。

こういう事情をごまかし証明できないことを利用して、風疹が怖いというCMを打ち出して業界は人々を誘導するわけです。常にこの世界においては医療界や製薬会社の利権がはびこっているのです。

子どもに危険な百日咳やジフテリアや破傷風のワクチン

このワクチンをDTPワクチンなどと呼びますが、こちらもご多分に漏れず効果がないの

先天性風疹症候群報告症例(1999年4月〜2011年8月)

診断年	都道府県	母親の感染地域	母親のワクチン接種歴	母親の妊娠中の風疹罹患歴
2000	大阪	国内	なし	なし
2001	宮崎	国内	不明	不明
2002	岡山	国内	不明	あり
2003	広島	国内	なし	あり
2004	岡山	国内	不明	あり
	東京	国内	なし	あり
	東京	国内	不明	あり
	岡山	国内	あり	なし
	東京	国内	なし	あり
	神奈川	国内	あり	なし
	鹿児島	国内	あり	なし
	熊本	国内	なし	あり
	大分	国内	なし	不明
	長野	国内	不明	あり
2005	大阪	インド	不明	あり
	愛知	国内	不明	あり
2009	長野	フィリピン	なし	あり
	愛知	国内	あり	あり
2011	群馬	ベトナム	なし	あり

感染症発生動向調査より引用（一部改変）

に必須であるかのように宣伝されています。

たとえばこれはアメリカでの例をみてみると、アメリカの場合3歳未満の84%がワクチンを接種していて、二〇一〇年カリフォルニアの調査でも、18歳以下の百日咳に罹患した81%はワクチンの接種をしていたことがわかっています。テキサスでも百日咳に罹患した81・5%はワクチンを接種していたことがわかっています。そして、アメリカは日本より予防接種しているにもかかわらずこの50年間で二〇一二年が百日咳の発症率が最大なのです。つまりワクチンは一切効果を示していないことがわかります。

効果がないだけならましなのですが、ワクチンは有害な副作用や後遺症を多数もたらすことが問題です。UCLAの研究では米国においてDTPワクチンの影響で毎年千人もの人が死んでいるとまで述べています。別の研究ではDTPワクチン接種後の3日以内にSIDS(乳幼児突然死症候群)にかかる危険性が7・3%あると報告しています。たしかに一昔前には乳幼児突然死症候群という病気など存在せず、仮に乳幼児が亡くなるとしてもそれはすべて感染症など別の疾患でした。現在、世界の良心的科学者も、ワクチンが様々な病気を生み出すことを指摘しています。

他にも次の表のデータを紹介しましょう。これはTKサービスという検査会社の野口氏にお

定期接種の数と1000人当たり5歳までの死亡者

国名	定期接種の数	1000人当たり5歳までの死亡者
米国	36本	7.8人
英国	20本	6.0人
スペイン	20本	5.3人
フランス	17本	5.2人
スイス	16本	5.1人
ノルウェー	13本	5.0人
日本	11本	4.2人
スウェーデン	11本	4.0人
アイスランド	11本	3.9人

TKサービス社 野口光成氏提供

借りしたデータですが、実はワクチン後進国といわれる国ほど幼児死亡率が低いという衝撃的データです。それと定期接種の数に相関性があるのではないかという指摘です。

また、多くのワクチンは若年性糖尿病を引き起こすことに関与するといわれていますが、ある報告では百日咳毒素がもっともインスリンを分泌する膵臓に影響を与えるといわれます。そもそもジフテリア、破傷風などもそうですが、非常に罹患率が低いのも特徴で、危険なワクチンを打つ意味がないことにも留意する必要があります（もともと効果がないワクチンなので、この議論は本来的外れですが）。ジフテリアについては日本国内において、二〇〇一年～二〇〇九年の9年間でたったの6人ですし、破傷風の日本国内での乳児の罹患は一九九五年からないとされているのです。しかも大人になってもワクチンを打っているのにもかかわらず罹患しているというのが実情なのです。このようにワクチンについてはすべて例外なく効果がないばかりか有害なものばかりです。紙面と字数の関係上ワクチンのお話はここまでにしますが、ぜひみなさんもワクチンの現実について調査の上、行動を選択していただくことを願っております。

第二の聖水　精神薬――伏魔殿のような精神医学

多くの人にとっては、精神薬という言葉はもともと耳慣れないものであったはずなのですが、最近は非常に多くの精神薬が流通しています。

本書でいう精神薬とは、精神科あるいは心療内科（最近ではメンタルクリニックとも称しています）などで処方される薬全般のことと理解してください。

ところで私は、精神科、心療内科、ひいては精神医学というものの価値をまったく認めていません。

それどころか、精神医学こそは現代医療における最大の問題点であり、心ない精神科医たちが巣食う精神医学界は、医学界の伏魔殿だと思っています。

みなさんのまわりにも精神科や心療内科にかかったり、精神病だといわれている人が増えているのではないでしょうか？

しかしそれが嘘であったり誘導であったりしたらどうでしょう。

そう、まさに医学界の中でももっとも嘘と誘導がはびこり、薬漬けやいい加減な病名がはびこっている分野こそ精神医学分野なのです。科学的にいうなら精神医学が作っている病名には何の妥当性も科学性もなく、主観で決めることが出来る**インチキ**といって過言ではありません。そしてその病名は精神薬を投与するための口実にもなってしまっており、さらにいうなら患者の問題よりも家族や社会の問題が大きくなってしまっています。つまり本人ではなく家族や社会がレッテルを貼り差別化するために、精神科が利用されているという構図があるわけです。

ここで重要なのは「なにかしらの困った精神症状」がないといっているわけではありません。そうではなくそこに病名をつけることの愚かさと嘘、そして精神の問題であるにもかかわらず精神薬を投与することの矛盾、原因を追究せず結果だけで病名を決めてしまうことの嘘を追及しているわけです。

ただひとつ言えるのは、私が精神医学を認めない大きな理由のひとつは、間違いなく精神薬が抱える問題に由来しているということです。

精神薬は麻薬と同じ

近年、うつ病や心身症などで精神科・心療内科などを受診する人は増加する一方なので、みなさんの身の回りにも少なからず存在しているのではないかと思います。

そして精神医学では薬物治療がその治療法の主流となっていますが、精神科で処方される精神薬についていえば、すべての薬が極めて危険な薬だと私は考えています。

少し乱暴な言い方になりますが、すべての精神薬は麻薬と同じです。

もう少し正確な言い方をするならば、精神薬とは、覚せい剤やコカインに比べると依存性や副作用がややマシではあるものの、高い依存性や深刻な副作用や後遺症が危惧される危険な薬といえます。場合によってはヘロインやコカインよりも強力な精神薬が存在するくらいです。

これは科学的にも説明がつくことなのです。代表的な精神薬である抗うつ薬や抗精神薬、

薬と麻薬類が人体に与える影響の比較

薬・麻薬類名称	平均	多幸感	精神的依存	身体依存
バルビツール	2.01	2.0	2.2	1.8
ベンゾジアゼピン	1.83	1.7	2.1	1.8
アンフェタミン	1.67	2.0	1.9	1.1
ヘロイン	3.00	3.0	3.0	2.9
コカイン	2.37	3.0	2.8	1.3
アルコール	1.93	2.3	1.9	1.6
大麻	1.47	1.9	1.7	0.8
LSD	1.23	2.2	1.1	0.3
エクスタシー	1.13	1.5	1.2	0.7

各種薬物について0～3の範囲でスコア尺度化
『The Lancet』（2003年）に掲載された論文をもとに作成

抗不安薬などは、脳内のセロトニンやドーパミン、ノルアドレナリンなどを薬によってコントロールすることによって薬理作用を得ています。

一方、コカインやMDMA、覚せい剤などもセロトニンやドーパミン、ノルアドレナリンなどに働きかけて、多幸感や高揚感を得ているのです。

たとえばまったく同じなのはMDMAと抗うつ薬です。MDMAといえば某芸能人の方が逮捕され、銀座のママと使っていたといえば思い出す方もいらっしゃるのではないでしょうか。MDMAも錠剤であり製薬会社が開発したものです。

このMDMAの科学的作用機序は「セロトニン再取り込み阻害薬」です。そしてシナプス内セロトニン濃度を増やすというのが基本ですが、これと全く同じなのが抗うつ薬なのです。抗うつ薬のＳＳＲＩは代表的な「セロトニン再取り込み阻害薬」であり、シナプス内セロトニン濃度を増やすのが作用機序です。つまりまったく同じなので、副作用も禁断症状も後遺症もほとんど大差ない薬物だと説明することが出来るのです。

このことは二〇〇三年に医学界で最も権威のある雑誌のひとつである『The Lancet』に掲載された論文からも明確に読み取れます。

この論文では麻薬と薬、タバコやアルコールなど20の物質について、その精神的依存性、身体的依存性、多幸感について数値化して、その強さを比較しています。それを表にしたものが前ページの表です。

なお、ベンゾジアゼピンは抗精神薬、バルビツールは抗不安薬、アンフェタミンはＡＤＨＤ治療薬（欧米では薬として使用されていますが、日本においては覚せい剤に分類され禁止されています）として使用されています。

この表からわかるように精神薬はヘロインやコカインには及ばないものの大麻やＬＳＤなどより依存性の高い物質なのです。

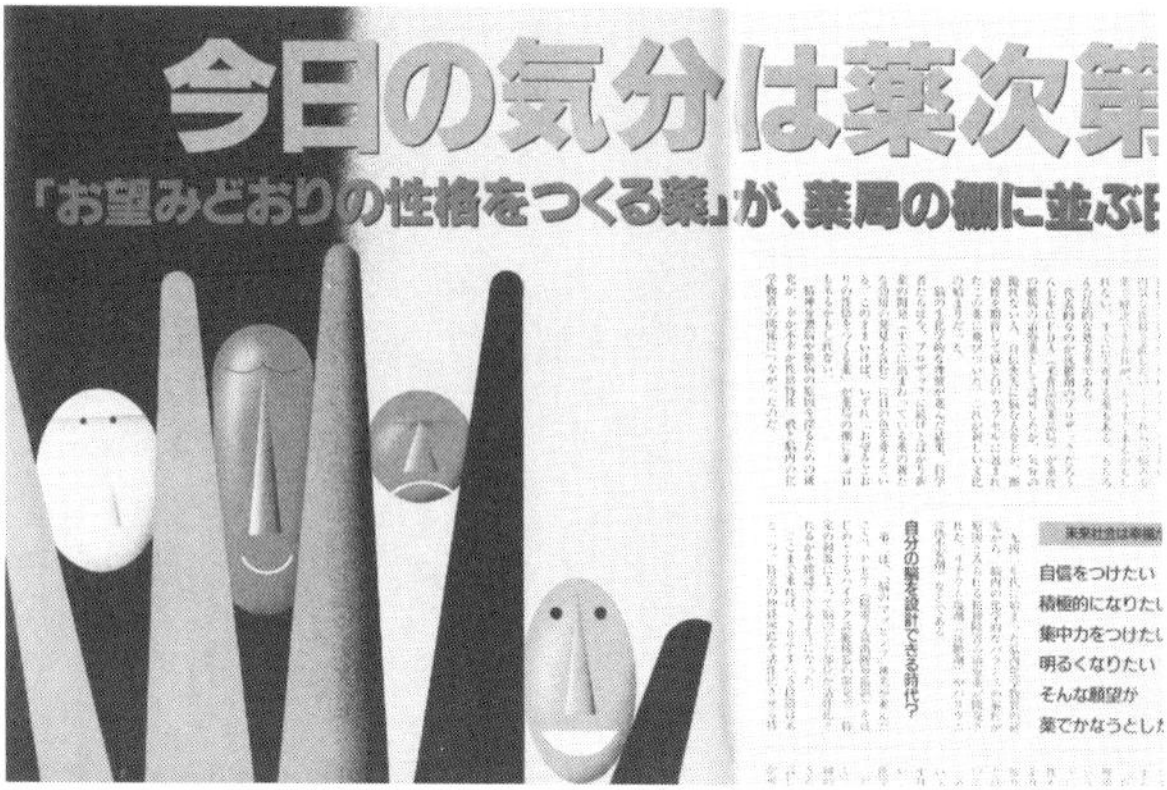

「ニューズウィーク日本版 1994.10」より

今日の気分はクスリ次第

こちらもある雑誌の写真ですが、精神医学が目指しているのはこういうことだと思います。しかし人類はもう少し冷静になって考え直してみたほうが良いのではないでしょうか？ そのクスリとやらで性格を変えようとしたり気分を変えようとしたりしているのは、まさに覚せい剤や麻薬やマリファナやアルコール中毒、タバコのニコチン中毒などと大差なく、それを医療で実践しているのが精神薬なのです。精神薬に関して精神医学者や脳科学者が言うことはいつも嘘ばかりであり、製薬会社が言うことも嘘ばかりなのにこれだけ売れているのは、人々の目先の欲望をうまく利用した領域であるからに他ならないのです。

モノアミン仮説の嘘

　このようにセロトニンやドーパミンやアドレナリンその他が、精神に影響を与え精神病の原因であるとする説をモノアミン仮説といい、このモノアミン仮説をもとにして精神薬というものは作られています。しかし欧米のちょっとした良心的科学者なら誰でも知っていることですが、このモノアミン仮説はまったくの嘘であり、科学的に証明されていないばかりか因果関係はないことが証明されています。しかし残念ながら現在の精神医学や脳科学は、これをもとにして脳の病態について説明しようとしています。なぜならこの嘘を本当のように扱うと、薬を売り込む時にとても都合がいいからです。

　精神病の化学的不均衡理論（いわゆるモノアミン仮説に基づく理論）が盛んに言われ出したのは一九六〇～七〇年代です。しかし、うつ病と診断された人々のセロトニンレベルが低いことや、分裂病（統合失調症）と診断された人々の活動亢進ドーパミン系を研究者が実際に確認したことはないですし、生きている人の脳内セロトニンを計測することはできません。

できるといっているような検査もすべて科学を歪めた話にばかりなっています。にもかかわらず精神医療業界、製薬企業などはこの脳内化学物質の不均衡という話を広め、二〇一〇年に発表された研究によれば、アメリカ人の87%が統合失調症は「化学的不均衡」が原因であると考え、またうつ病も80%の人が同じように考えているという結果になっています。日本にはちゃんとした統計がないのですが、これと似たような数字かもしれないら、もう少し信じている人が多いかもしれません。なんといっても日本は長いものに巻かれるのと権威が大好きな国ですから。

ではそんな精神薬はいったい公式文書ではどう書かれているのでしょうか？　ここでは海外でも悪名高い薬であるパキシルについて紹介しましょう。パキシルは日本でも120万人以上が飲んでいるといわれており、代表的な抗うつ薬になります。ここでお示しするのは公式添付文書であり、製薬会社が製作し認可の際にも使われ、裁判資料としても用いることが出来る公式文書です。一般の方でもネットで添付文書はすべて見ることが出来ます。

さて、その公式文書で一番重要なことはやはり最初に書いてあります。いわゆる**警告**として表示されているわけですが、その内容をご紹介しましょう。そこではこう書いてあります。

「海外で実施した7～18歳の大うつ病性障害患者を対象としたプラセボ対照試験において有

効性が確認できなかったとの報告、また、自殺に関するリスクが増加するとの報告もあるので、本剤を18歳未満の大うつ病性障害患者に投与する際には適応を慎重に検討すること。(「効能・効果に関連する使用上の注意」、「慎重投与」、「重要な基本的注意」及び「小児等への投与」の項参照)」

少なくとも18歳以下に関して、このクスリはまったく効果がないと認めているようなものです。プラセボ対象試験において有効性が確認できなかったというのは、翻訳すれば「ラムネを飲むのと何も変わりがなかった」と読むことが出来ます。それどころか自殺に関してリスクが増加しますので、毒以外の何物でもありません。しかもそれは、本当は18歳以下に限ったことではなく、全年齢においても共通したことなのだと気付かねばなりません。

また添付文書の続きにはこうも書いてあります。このページは重大な副作用欄ですが軽症の副作用欄も延々と続いています。そして上部には副作用発現率がかいてあり、パキシルの場合は68・5%の副作用発現率が出るというふうに書いてあります。ちょっと細かい話をすればこの副作用発現率さえ実は疑わしい数字です。というのは製薬会社が出したのとは違う研究などでは、もっと副作用発現率が高かったり、効果がない研究がいくつも存在するからです。

製薬会社が製作した パキシルの公式添付文書

※※2009年10月改訂(第17版)(＿＿：改訂箇所)
※2009年5月改訂(第16版)

日本標準商品分類番号
871179

※※規制区分：
劇薬、
処方せん医薬品
(注意―医師等の処方せん
により使用すること)

選択的セロトニン再取り込み阻害剤

パキシル®錠10mg
パキシル®錠20mg
Paxil® Tablets

パロキセチン塩酸塩水和物錠

		10mg	20mg
※※	承認番号	21200AMY00200	21200AMY00201
	薬価収載	2000年11月	
	販売開始	2000年11月	
※※	効能追加	2009年10月	
	国際誕生	1990年12月	

貯　　法：室温保存
使用期限：包装に表示

【警　　告】
海外で実施した7～18歳の大うつ病性障害患者を対象としたプラセボ対照試験において有効性が確認できなかったとの報告、また、自殺に関するリスクが増加するとの報告もあるので、本剤を18歳未満の大うつ病性障害患者に投与する際には適応を慎重に検討すること。(「効能・効果に関連する使用上の注意」、「慎重投与」、「重要な基本的注意」及び「小児等への投与」の項参照)

【禁　　忌】(次の患者には投与しないこと)
1．本剤の成分に対し過敏症の既往歴のある患者
2．MAO阻害剤を投与中あるいは投与中止後2週間以内の患者(「相互作用」及び「重大な副作用」の項参照)
3．チオリダジンを投与中の患者(「相互作用」の項参照)
4．ピモジドを投与中の患者(「相互作用」の項参照)

【組成・性状】

※※1．**組成**

販売名	パキシル錠10mg	パキシル錠20mg
1錠中のパロキセチン塩酸塩水和物(パロキセチンとして)含量	11.38mg (10mg)	22.76mg (20mg)
添加物	デンプングリコール酸ナトリウム、ステアリン酸マグネシウム、リン酸水素カルシウム水和物、ヒプロメロース、マクロゴール400、ポリソルベート80、酸化チタン、三二酸化鉄	

2．**性状**
本剤は帯紅白色円形のフィルムコート錠で識別コード及び形状は下記のとおりである。

販売名	識別コード	表(直径)	裏	側面(厚さ)	質量
パキシル錠10mg	GS FC1	GS 6.6mm	FC1	3.6mm	178mg
パキシル錠20mg	GS FE2	GS 8.1mm	FE2	4.8mm	357mg

※※**【効能・効果】**
うつ病・うつ状態、パニック障害、強迫性障害、社会不安障害

効能・効果に関連する使用上の注意
1．抗うつ剤の投与により、24歳以下の患者で、自殺念慮、自殺企図のリスクが増加するとの報告があるため、本剤の投与にあたっては、リスクとベネフィットを考慮すること。(「警告」及び「その他の注意」の項参照)
2．社会不安障害の診断は、DSM-IV*に基づき慎重に実施し、診断基準を満たす場合にのみ投与すること。

*DSM-IV：American Psychiatric Association(米国精神医学会)のDiagnostic and Statistical Manual of Mental Disorders, 4th edition(DSM-IV精神疾患の診断・統計マニュアル)

※※**【用法・用量】**

うつ病・うつ状態
通常、成人には1日1回夕食後、パロキセチンとして20～40mgを経口投与する。投与は1回10～20mgより開始し、原則として1週ごとに10mg/日ずつ増量する。なお、症状により1日40mgを超えない範囲で適宜増減する。

パニック障害
通常、成人には1日1回夕食後、パロキセチンとして30mgを経口投与する。投与は1回10mgより開始し、原則として1週ごとに10mg/日ずつ増量する。なお、症状により1日30mgを超えない範囲で適宜増減する。

強迫性障害
通常、成人には1日1回夕食後、パロキセチンとして40mgを経口投与する。投与は1回20mgより開始し、原則として1週ごとに10mg/日ずつ増量する。なお、症状により1日50mgを超えない範囲で適宜増減する。

社会不安障害
通常、成人には1日1回夕食後、パロキセチンとして20mgを経口投与する。投与は1回10mgより開始し、原則として1週ごとに10mg/日ずつ増量する。なお、症状により1日40mgを超えない範囲で適宜増減する。

用法・用量に関連する使用上の注意
本剤の投与量は必要最小限となるよう、患者ごとに慎重に観察しながら調節すること。なお、肝障害及び高度の腎障害のある患者では、血中濃度が上昇することがあるので特に注意すること。(「薬物動態」の項参照)

【使用上の注意】

※1．**慎重投与**(次の患者には慎重に投与すること)
(1) 躁うつ病患者［躁転、自殺企図があらわれることがある。］
(2) 自殺念慮又は自殺企図の既往のある患者、自殺念慮のある患者［自殺念慮、自殺企図があらわれることがある。］
(3) 脳の器質的障害又は統合失調症の素因のある患者［精神症状を増悪させることがある。］
(4) 衝動性が高い併存障害を有する患者［精神症状を増悪させることがある。］
(5) てんかんの既往歴のある患者［てんかん発作があらわれることがある。］
(6) 緑内障のある患者［散瞳があらわれることがある。］
(7) 抗精神病剤を投与中の患者［悪性症候群があらわれるおそれがある。］(「相互作用」の項参照)
(8) 高齢者(「高齢者への投与」の項参照)
(9) 出血の危険性を高める薬剤を併用している患者、出血傾向又は出血性素因のある患者［皮膚及び粘膜出血(胃腸出血等)が報告されている。］(「相互作用」の項参照)

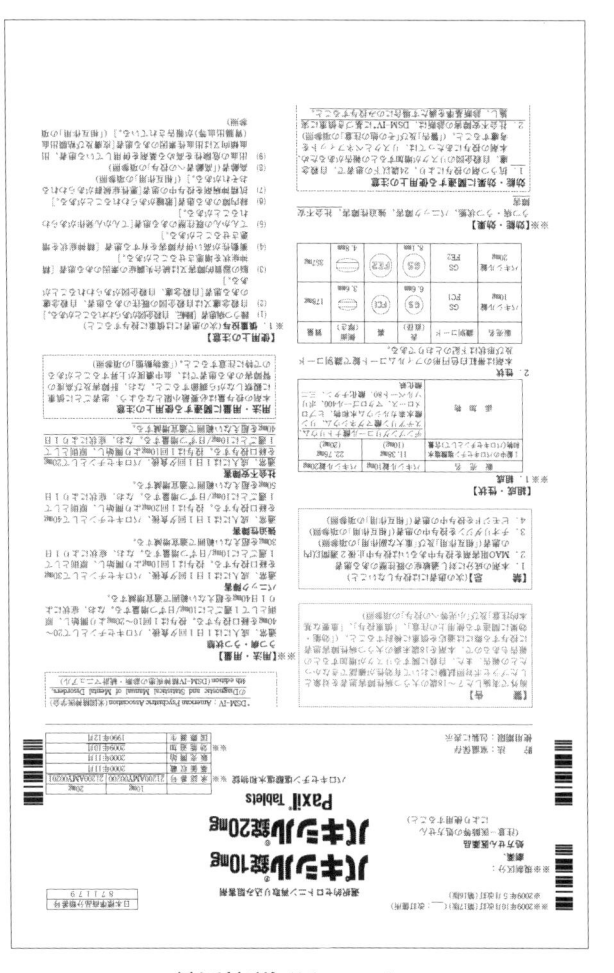

ただ、この添付文書だけを見ても、「プラセボと比べて有効性が確認できない場合があり（＝ラムネを飲むのとも違いがないということ）、自殺は増える可能性があり、いろんな副作用が10人中7人くらいに起こる」と公式に認めているということです。そして一種類でもこうですから何種類ものクスリの複合摂取となると幾何級数的にリスクが増大します。まさにクスリはリスクなのです。

こうやって精神薬を飲んでいる患者さんが日本には400万人弱くらいいると推測されています。しかしその人たちで根本的に良くなったという人など、一人もいないと断言することが出来るでしょう。なぜならほとんどの人は麻薬や覚せい剤を飲んでいるのと同じですから、医原病でさらに悪くなりますし、一部良くなったと勘違いしている人も、実際は薬を飲み続けているだけで何も解決はしていません。その精神薬は飲めば飲むほどに脳を破壊していき、性格も破壊していき脳のホルモンを直接いじるのです。これは私が一人で指摘していることではなく、薬理学を勉強している人なら、日本でも世界でも誰でも述べていることなのです。

そもそも精神薬の元祖のクスリにクロルプロマジンというものがあるのですが、これはもともと寄生虫の駆除剤であり殺虫剤なのです。ではなぜ使われたかというと神経遮断薬とし

パキシルの副作用

〈副作用〉

うつ病・うつ状態患者、パニック障害患者、強迫性障害患者**及び社会不安障害患者**を対象とした本邦での臨床試験において、**総症例1424例中975例（68.5%）に臨床検査値異常を含む副作用が報告された。その主なものは、傾眠336例（23.6%）、嘔気268例（18.8%）、めまい186例（13.1%）、頭痛132例（9.3%）、便秘113例（7.9%）であった**（承認時）。

使用成績調査3223例中、501例（15.5%）に臨床検査値異常を含む副作用が報告された。その主なものは、嘔気158例（4.9%）、傾眠119例（3.7%）、食欲不振42例（1.3%）、めまい41例（1.3%）であった（第10回安全性定期報告時）。

（1）重大な副作用
❶セロトニン症候群（1%未満）：不安、焦燥、興奮、錯乱、幻覚、反射更新、ミオクロヌス、発汗、戦慄、頻脈、振戦等があらわれるおそれがある。セロトニン作用薬との併用時に発現する可能性が高くなるため、特に注意すること（「相互作用」の項参照）。異常が認められた場合には、投与を中止し、水分補給等の全身管理とともに適切な処置を行うこと。
❷悪性症候群（1%未満）：無動緘黙、強度の筋強剛、嚥下困難、頻脈、血圧の変動、発汗等が発現し、それに引き続き発熱がみられる場合がある。抗精神病剤との併用時にあらわれることが多いため、特に注意すること。異常が認められた場合には、抗精神病剤及び本剤の投与を中止し、体冷却、水分補給等の全身管理とともに適切な処置を行うこと。本症発現時には、白血球の増加や血清CK（CPK）の上昇がみられることが多く、また、ミオグロビン尿を伴う腎機能の低下がみられることがある。
❸錯乱、幻覚、せん妄、痙攣（1%未満）：錯乱、幻覚、せん妄、痙攣があらわれることがある。異常が認められた場合には、減量又は投与を中止する等適切な処置を行うこと。
❹抗利尿ホルモン不適切分泌症候群（SISDH）（頻度不明）：主に高齢者において、低ナトリウム血症、痙攣等があらわれることが報告されている。異常が認められた場合には、投与を中止し、水分摂取の制限等適切な処置を行うこと。
❺重篤な肝機能障害（頻度不明）：肝不全、肝壊死、肝炎、黄疸等があらわれることがある。必要に応じて肝機能検査を行い、異常が認められた場合には、投与を中止する等適切な処置を行うこと。

パキシルの公式添付文書より抜粋

て使用することが目的でした。つまりこのような精神薬の目的は、治すということではなく考えさせなくしたり、無理やりハイテンションにしたり、脳を殺しながらでも強力に麻酔することにこそあります。

まだまだ世界でも精神薬は使われてはいますが、欧米の進んだ国では精神薬の処方日数や量にちゃんと規制があるほどです。しかし日本はそれらがすべて野放しであり、たとえば睡眠薬や安定剤として使われるベンゾジアゼピンは、日本が世界シェアのダントツトップを占めています。次に示すグラフはベンゾジアゼピンのアジア各国での消費量比較表ですが、消費量の割合として日本は45・8となっており、中国はほぼ1くらいになっています。これを簡単にいうとベンゾジアゼピンの消費量において、日本は中国の約45倍であることを示しています。つまり日本は世界でもダントツの薬漬け国家なのです。また93ページのグラフは日本の精神薬の売り上げ表であり、見事なまでに右肩上がりになっています。あらゆる人が精神的な悩みを理由として薬漬けにされているのです。

そのような精神薬ですが、麻薬や覚せい剤と同じなので、非常に様々な問題を抱えていることがわかっています。一例は他害行為の誘発であり、世界中で精神薬を飲んでいる人が犯

アジア各国におけるベンゾジアゼピン消費量の推移
（1997～1999年と2007～2009年を比較）

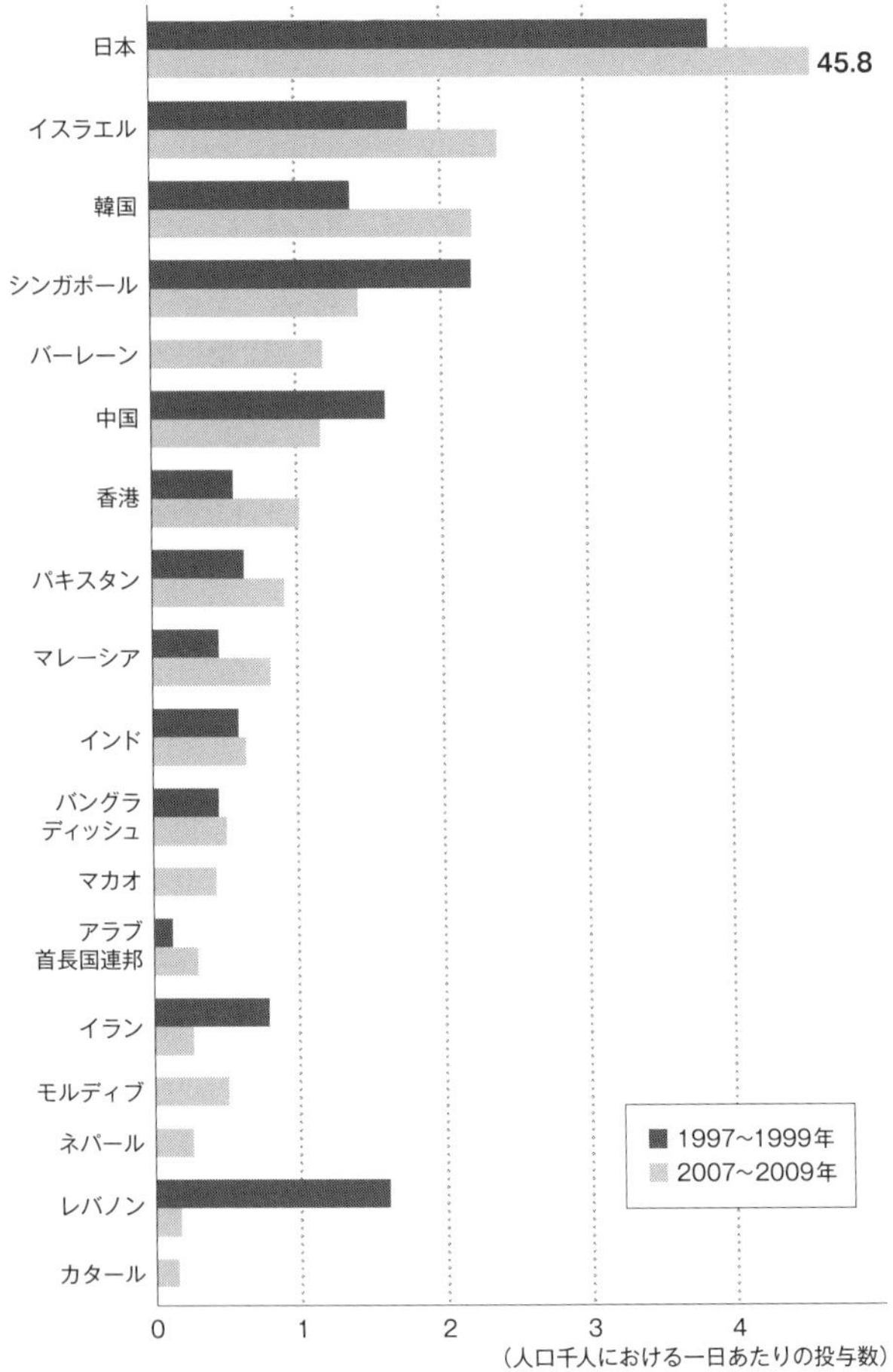

出典：国際麻薬統制委員会調査

罪を犯しやすいことがわかっています。これは飲んでいる人が悪いというよりも強力な薬物が誘発したと考えることもできます。以下は主に日本の有名な事件ですが、これらすべての事件が精神薬を飲んでから発生したことがわかっています。

●大阪、国立池田小学校に乱入し児童を殺傷した事件
●寝屋川、母校の小学校に乱入し教諭を刺殺した事件
●宇治、塾講師による小6女児殺害事件
●会津若松、母親の首をのこぎりで切断し殺害した事件
●横浜、2歳の女児をいきなり襲った事件
●池袋、東急ハンズ前での通り魔事件
●アメリカ、大学構内での銃乱射事件(複数件発生)
●西鉄バス、バスジャック・乗客刺殺事件
●全日空機内、ハイジャック・機長殺害事件
●川崎、マンション15階から子供を投げ落とす事件
●奈良、幼女誘拐殺人事件

各種向精神薬市場規模

（億）

凡例：
- ■ 抗不安薬・睡眠導入剤
- ■ 抗うつ剤
- ■ 統合失調症治療剤
- ▨ 抗躁剤、精神刺激剤

抗不安薬・睡眠導入剤：673（1998年）、783（2000年）、826（2002年）、900（2004年）、965（2006年）、1035（2008年）、1074（2010年）

抗うつ剤：173（1998年）、308（2000年）、520（2002年）、696（2004年）、899（2006年）、1126（2008年）、1401（2010年）

統合失調症治療剤：376（1998年）、372（2000年）、577（2002年）、709（2004年）、910（2006年）、1059（2008年）、1024（2010年）

抗躁剤、精神刺激剤：25（1998年）、26（2000年）、28（2002年）、28（2004年）、29（2006年）、33（2008年）、64（2010年）

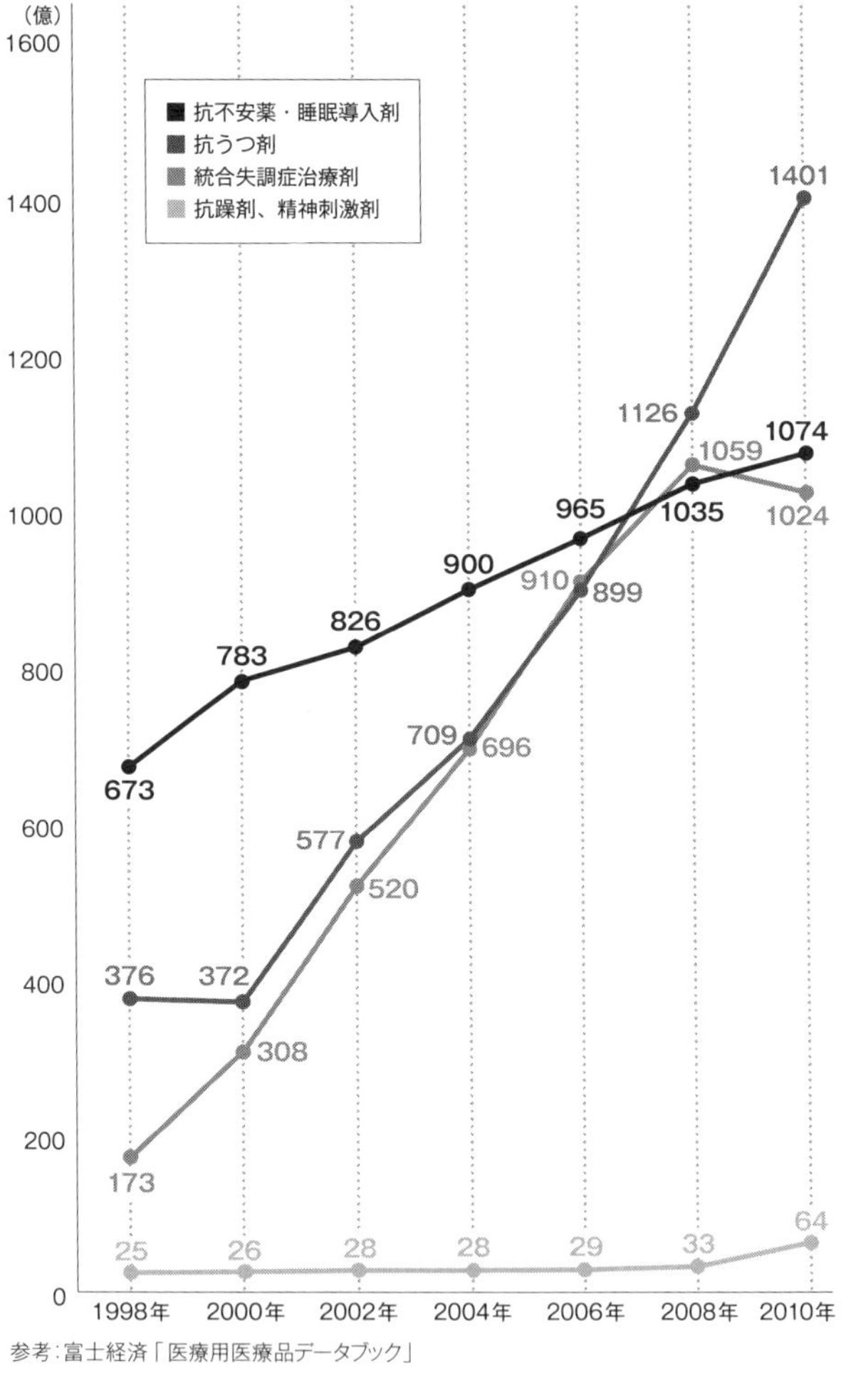

参考:富士経済「医療用医療品データブック」

●秋田、自分及び友だちの子供を殺害した事件
●長崎、少年による駐車場から幼児を投げ落とす事件
●長久手、自宅に籠城し警察官を射殺した事件
●豊中、中学生らがカマを持った自転車の男に襲われた通り魔事件
●渋谷、少年による金属バット通り魔事件
●御代田、妻による一家殺人事件
●吹田、千里郵便局員によるタクシー運転手殺害事件
●延岡、男が高校生5人組に刃物で襲われ死亡した事件
●習志野、息子が逃げる両親を追いかけて路上で殺害した事件
●佐世保、スポーツクラブ内での銃乱射殺人事件
●品川区、商店街で男子生徒が両手に包丁を持ち通行人5人に襲いかかった事件
●八戸、長男が母親・次男・長女を刃物で殺害し、アパートに放火した事件
●徳島、長女が母親と弟・妹などを包丁で首などを刺して殺傷した事件
●相模原、57歳の女性が、自宅で子供を殺害した事件
●文京区、42歳の女が、2人と遊んでいた小1女児に突然包丁で切りつけた事件

- ●坂戸、12階建てマンションから、26歳の双子姉妹が飛び降り死亡した事件
- ●藤沢、33歳の主婦が我が子を投げ落とした後、自らも飛び降りた事件
- ●下関、駅で8人に包丁で切り付け、5人を殺害した事件

また自殺が増えることも分かっています。日本で最も大きな自殺された家族の会は自死遺族連絡会になりますが、自死遺族連絡会の最新調査では約90％近い人が精神薬を飲んでいたことがわかっています。飛び降りした人は100％精神薬を飲んでいたことがわかっています。パキシルなどの場合、同じうつ病でも飲んでいるのと飲まないのでは、何倍も自殺リスクが違うことも分かっています。私がお会いしたことのある飛び降り歴がある患者さんたちも、一様に以下のようにおっしゃっていました。いわく「ルンルン気分で飛び降りました」と。これはある意味当然といえば当然であり、抗うつ薬は覚せい剤的な作用が強いのですから、こうなってしまうのです。

たとえば睡眠薬キャンペーンが行われた静岡県の自殺者数推移は97ページの表のようになります。

二〇〇九年に厚生労働省が発表した資料によると、病院などで睡眠薬を処方された人のうち、3種類以上の睡眠薬を処方された人の割合が6・1%だったことがわかっています。単剤処方が原則であるはずの抗うつ薬を3種類以上処方されている患者が、8・9%にも上るという衝撃的な数字も明らかにされています。抗うつ薬は自殺や暴力行為を引き起こす危険性があり、慎重な投与が勧められている中、そのような考慮がされない多剤投与患者が約9万人に上るという計算になります（うつ病患者が100万人を超えたとされているので）。これがこの国の精神薬クスリ漬けの実情なのです。

抗うつ薬は効くどころか、一方的に病気を悪くするというデータさえたくさんあります。たとえば抗うつ薬を飲んでいる人と飲んでいない人のうつ病再発率を比較した研究では、2年後で抗うつ薬の継続的使用で60%以上だったのに対し、抗うつ薬を使用せずに回復した場合は26%だったという衝撃的なデータがあります。また不安障害やうつ病の不安などでも、服薬していない患者群が6ヶ月で症状が62%軽減したのに対し、投薬治療群ではわずかに33%とこちらも倍近い違いがあります。つまり精神薬は治療にさえ役立っていないとする研究が後を絶たないのです。そして効かないどころか自殺その他を増やす抗うつ薬を販売したことで、アメリカでは自殺に関する訴訟で、GSK社が平均200万ドルの和解金を支払っ

静岡県と大津市の自殺者数(参考:人口動態統計)

	静岡県全体	大津市	富士市
2006年	790人	65人	51人
2007年	804人	66人	**51人**
2008年	781人	**66人**	60人
2009年	**804人**	66人	70人
2010年	854人	81人	72人

※静岡県は2009年より県全体の睡眠キャンペーン開始
※大津市は2008年より大津市の睡眠キャンペーン開始
※富士市は2007年より富士市の睡眠キャンペーン開始

ていることが報道されているのです。

抗精神病薬と脳の研究も衝撃的なものです。たとえば14年にわたってアイオワ大学カーバー医学校で行われた研究では、統合失調症と扱われた患者の脳が、正常な精神状態にある人に比べて小さいことが長期間認められる原因を追究しました。そしてその結果、最も脳質量の減少が大きかったのは、集中的に抗精神病薬の薬物治療を受けた患者、つまり最も長期的かつ最大用量の投薬を受けた患者であることが判明したのです。精神症状の重症度、違法薬物、アルコールなどの乱用度よりも抗精神病薬による薬物治療の集中度のほうが、はるかに強力な脳質量減少の予測因子であることを研究者は発見しています。つまり統合失調症の患者が脳の委縮をきたしているのは、病気が原因ではなく精神薬が原因だったと結論しており、その薬害は違法薬物をも上回ると結論付けているのです。

そんな精神病院では死亡退院が月に一七〇〇〜一八〇〇人、年で概算すると二万人を超える方が亡くなっています。お年寄りが多いからだと思う方が多いかもしれませんが、四分の一以上の人は入院して三カ月以内に亡くなっています。そもそも病院に入りながら、本来ガンや心筋梗塞などと比べて死ぬリスクが圧倒的に少ない精神病で、なぜこれほどまでに死亡者数が増えるのでしょうか？

みなさんもぜひ精神薬の怖さや精神科の異常さを調べてみてください。それは心療内科と看板がかかっていても同じです。

私が皆さんに示すことが出来る意見は、決して心の問題があっても精神科や心療内科には行くなということです。

心の悩みは原因を除去して心や精神で解決するよりありません。

精神薬という麻薬や覚せい剤を飲んでも、何も解決しないのは昔から多くの人が指摘してきたことなのです。

精神病院における1ヶ月間の死亡退院者数(各年6月)

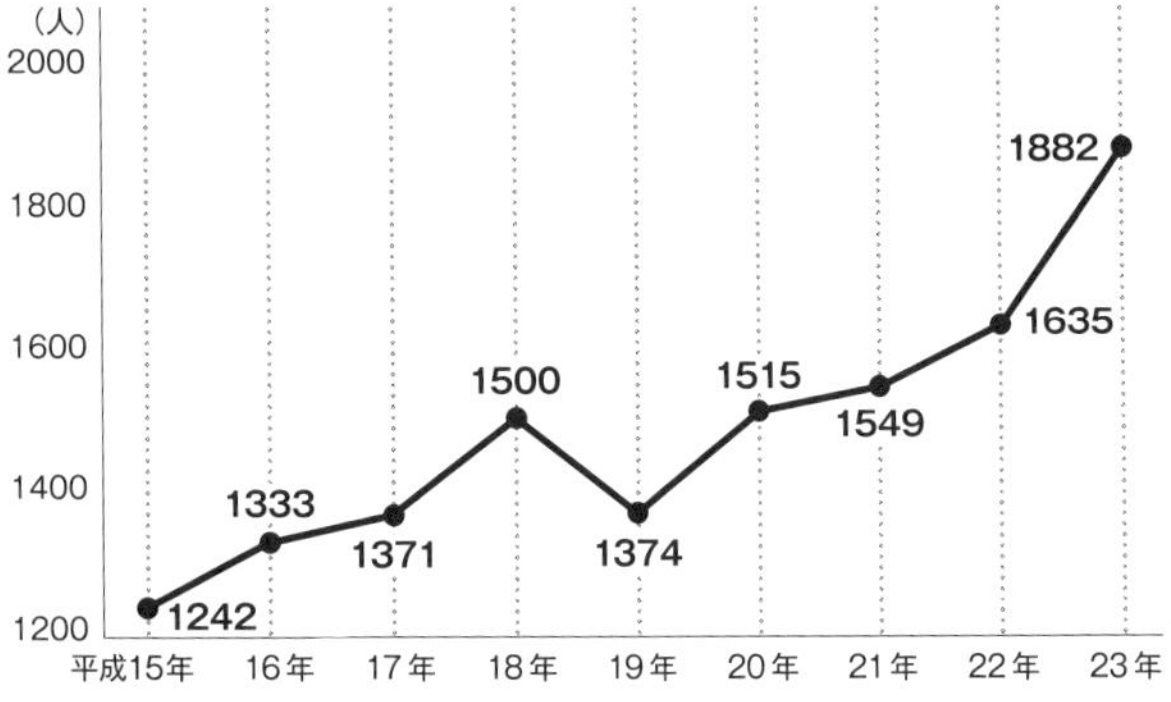

参照：厚生労働省「精神保健福祉資料調査」

第三の聖水　抗ガン剤
――日本人の死亡原因1位はガン

厚生労働省が公表している日本人の死亡原因は、一九八一年以来、ずっと悪性新生物（ガンのこと）が第1位となっています。

また、生命保険文化センターという団体の調査によれば、日本では約6割の人が何らかのガン保険に加入しているとのことです。

このことは多くの日本人はガンが死亡原因となる可能性が高く、またガンの治療には高額な治療費が予測されるので、あらかじめ備えておこうと考えているのだということが見て取れます。しかし残念ながら民間のガン保険に入るなど、まったくカネの無駄づかいであることは、ちょっと知っている人なら常識的なことなのです。
ところで、一般にガンの治療法は次の3つです。

● 外科(手術)治療
● 放射線治療
● 薬物(抗ガン剤)治療

私自身はこの3つの現代西洋医学的なガン治療法それぞれについてほとんど否定しています。ガンというものは人体においては常に出現しているモノであり、本当は普遍的な細胞なのですが、現代医学はそのあたりをいい加減にしています。この辺りの理論については字数の関係もあり本書でお示しすることはできませんが、抗ガン剤も放射線治療もやってはいけません。重粒子線や陽子線は効果的だとする人もいますが、酸化と二次発ガンをもたらし、対症療法を続けるのと同じで、あとでしっぺ返しにあいます。手術も基本的には否定ですが、たとえば大腸ガンで腸閉塞などになった場合は、対症療法としての手術をすることは否定しません。しかしほとんどすべてのガン治療はいわゆる治せない治療なのです。

もちろん手術をして良くなる人がいるのは知っています。早期のガンであれば臓器を全部犠牲にしてとってしまえば、たしかに治ったと評する人はいるかもしれません。しかし海外ではもはや三大療法は過去の遺物と化してきています。特にその中でもまったく無意味どころか有害なのがいわゆる抗ガン剤治療なのです。

抗ガン剤はガンを治さない

まず抗ガン剤とは何かということについて考えてみたいと思います。

多くの人は、抗ガン剤というと、ガンを治す薬と思っているのではないでしょうか。

まずそのことが間違っているのです。

抗ガン剤は、悪性腫瘍(ガン)の増殖を抑制することが目的であるという建前になっています。ですから抗ガン剤は治療薬ではなく、いわば抑制薬なのであり、違う言い方をすればすべての細胞に対する強力な細胞毒です。

そういった意味においては、まさに対症療法薬の中の対症療法薬と言えるかもしれません。

世界最初の抗ガン剤の正体

世界最初の抗ガン剤は、悪性リンパ腫や白血病の治療に使用されたナイトロジェンマスタードという薬です。

ところでこのナイトロジェンマスタードという薬には、まったく別の顔があります。というよりも、もうひとつの顔こそがナイトロジェンマスタードの素顔といってよいものなのです。

その素顔とはマスタードガスという毒ガス兵器です。

マスタードガスはとても危険な毒ガスで、皮膚や粘膜、消化管や造血器に重大な障害を与え、致死率も非常に高いことで知られています。

一九四三年にこの危険な毒ガスを積載した貨物船が港で爆撃を受けて、多量に流出する事故が起こりました。この事故で生き延びた人たちを検査したところ、白血球の減少や血圧の低下などの症状が見られたのです。そのことから、突然変異原物質としてマスタードガスが研究され、マスタードガスを改良して作られたのがナイトロジェンマスタードという抗ガン剤だったのです。

現在、主要な抗ガン剤のひとつとして使用されているシクロホスフォミドは、このナイトロジェンマスタードに改良を加えて作られたもので、いわばマスタードガスの孫のようなものなのです。

抗ガン剤の副作用

抗ガン剤はみなさんがご存知のように、まさに副作用という言葉を使うことが無意味ではないかというくらいに、必ずといっていいほど副作用が起こります。

というよりも、抗ガン剤についていえば、医者も患者も副作用があることは承知したうえで、ガンで死ぬよりはマシだからということで使用しています。残念ながらそれが勘違いなのですが…。

しかしながら、一般的に抗ガン剤の副作用は非常に重いことが知られています。

抗ガン剤の代表的な副作用は、肝機能障害、免疫力低下による感染症、血小板の減少による出血、嘔吐、しびれ、発熱、下痢、脱毛、食欲不振、味覚変化などが知られています。

さらに抗ガン剤の副作用について問題なのは、一部の副作用については、抗ガン剤の使用をやめても長期的に副作用が続くものがあるということです。

そして当然ながら、この副作用の発現には個人差がありますので、あらかじめ予測はできません。

つまり抗ガン剤を使用するということは、すべての副作用を覚悟したうえで、副作用が発現しない幸運を神に祈る宝くじのようなものなのです。

医師は自分には抗ガン剤を使わない

医師の間ではよく知られた話として、次のような逸話があります。それは「99％の医師は、自分がガンになったときに抗ガン剤治療をしない」というものです。

これは現場の医師が抗ガン剤を使用しても意味がないということを、ほかならぬ医師が知っているという逸話です。私も個人的に他の医師たちに聞いてみたことがありましたが、100％すべて私が聞いた医師たちは使いたくないと答えました。自分では抗ガン剤を患者に使っているのに、自分の家族には代替療法を勧めたという医師までいました。

立花隆氏の言葉

自らもガンと闘ったジャーナリストの立花隆氏はその著書の中で自身がガンに関するシンポジウムに参加した際の体験を次のように記しています。

――それは朝日新聞の主催で開かれた、一般市民向けの大きなシンポジウムでした。僕以外の演者はすべて、大学や大学病院、がんセンターなどのそうそうたるがんの有名臨床医たちでした。昼休みだったと思いますが、控え室でみなが雑談的にいろんな話をしているときのことです。いつのまにか話題が抗がん剤の話になっていきました。抗がん剤がどれほど効かないかという話を一人がしだすとみんな具体的な抗がん剤の名前を出して、次から次にそれがどれほど効かないかを競争のように話はじめました。「結局。抗がん剤で治るなんて、実際にはありゃせんのですよ」と、議論をまとめるように大御所の先生がいうと、みなその通りという表情でうなずきました。僕はそれまで、効く抗がん剤が少しはあるだろうと思っていたので、「えー、そうなんですか？　それじゃ『患者よ、がんと闘うな』で近藤誠さんがいっていたことが正しかったということになるじゃありませんか」といいました。すると、大御所の先生があっさり、「そうですよ。そんなことみんな知ってますよ」といいました。

――立花隆著『がん　生と死の謎に挑む』（文芸春秋刊）より抜粋――

これが日本の大御所の医師たちの率直な感想なのです。

抗ガン剤はリバウンドする

皆さんが抗ガン剤をやっている人を観察していたとしたら、すぐにガンがリバウンドして増えてしまうという状況を見たことがないでしょうか？　それは昔から既に分かっていて、権威ある科学者も認めていることなのです。たとえば一九八五年アメリカ国立ガン研究所のデヴィタ所長は

「ガンの化学療法は無力。ガン細胞は反抗ガン遺伝子（ＡＤＧ）を変化させ、抗ガン剤毒性にすぐに耐性を獲得する」

と議会証言を行っています。これは菌に対する抗生剤などにも似たようなことが言えますが、叩いて叩いて滅ぼそうとしても実際にはまったくうまくいかないのです。なぜなら西洋医学や大学教育では、治癒力いわゆる自然治癒力についてはまったくかけらも教えることがない

からなのです。

抗ガン剤を使えば使うほどさらにガン細胞は凶暴化し、悪性化して再増殖を開始します。

「抗ガン剤の多投与グループほど短命」

というのはアメリカ東部の20の大学、医療機関が参加した、東海岸レポートの結論です。この研究では末期（ステージ4）の肺ガン患者743人を対象として、対象を4種に分類。対象を

①抗ガン剤3種類
②抗ガン剤2種類
③抗ガン剤1種類A
④抗ガン剤1種類B

として評価しました。腫瘍縮小率は

①20％

②　13％
③　9％
④　6％

となり、副作用死は①②の死亡者数が③④死亡者数の7～10倍となりました。

生存期間は、最も早死にしたのは①となり、最も長生きしたのは④であり、使えば使うほど早死にすることがわかったのです。

またリバウンドとして、いったん縮小した腫瘍は5～8カ月で元の大きさに再増殖することが確認されました。

またこのレポートは放射線治療についても触れており、生存期間、再増殖までの期間が長かったのは、放射線治療を一度も受けなかった患者たちであったこともしめしています。つまり抗ガン剤や放射線治療をすればするほど病気は悪くなる、医療界や製薬業界はいつも病気を治してはこなかったという結果だったわけです。

ガン治療をやればやるほど逆効果

他にもそのようなデータはたくさんあります。たとえばカリフォルニア大学のハーディン・ジェームズ教授は
「典型的な種類のガンでは、治療を拒否した患者の平均余命は12年6カ月である。しかし外科手術その他の治療を受けた患者は、平均すると、その後わずか3年しか生きていない。」
という研究結果を報告しました。船瀬俊介氏の著書には
「岡山大学付属病院のインターンの学生が調べてみると、80％がガンの三大療法（手術、抗ガン剤、放射線治療）で死んでいた。その発見を論文にしようとしたが、握りつぶされた」
というエピソードが載っていますが、これは現役の医師であればだれでも日常的に感じることです。

また船瀬俊介氏は別の話として、厚生労働省に取材した際の話を取り上げています。
「厚生労働省にガンの専門技官て（いうのが）いるんです。技官ていうのは医師免許持ってるんです。要するにプロ中のプロですよ、日本の厚生行政の。そこに聞いたんですよ。「ズバリ聞きます、抗ガン剤はガン治せるんですか？」そしたら「お答えします、抗ガン剤がガ

ンを治せないのは常識ですよ」ってはっきり言った。」

他にもアメリカ国立ガン研究所の有名なレポートをご紹介しましょう。このレポートでは15万人の抗ガン剤治療を受けた患者を調べたところ

「肺ガン、乳ガン、卵巣ガン、ホジキン病などで、抗ガン剤の治療を受けると膀胱ガンが増え、白血病の場合は肺ガンが増え、卵巣ガンなどでは大腸ガンがふえていた。つまり抗ガン剤は腫瘍だけでなく正常細胞にも作用するため、二次的なガンを発生させる」

と結論付けています。

ではなぜ抗ガン剤が効くかのようなデータが存在するのでしょうか？　それは抗ガン剤の試験体系に問題があるからです。たとえば初歩的なこととして薬の基本的な調査期間が4週間とか8週間というのが多いのです。ようするにその期間、すこしだけガンが小さくなればそれは有効な薬ということにはなりますが、これまで書いてきたように本来はリバウンドします。つまり試験期間が一年間などであった場合、ほぼすべての人は死ぬという結果をたどるのですが、それでは都合が悪いので医療界や製薬会社は巧妙に試験データを誘導しようとするのです。

もう一度みなさん思い出してみてください。皆さんの周りに抗ガン剤治療で本当に治った

人がどれくらいいるかということを。

では、ガンになった時にどうすればいいのだ、という声が聞こえてきそうですね。これはほかの分野でも似たようなことが言えるのですが、本書は代替案を示すものではなく、字数の都合もありますのでお示しするのが困難です。しかし確実にいえるのはこの世界でガンを根治的に治す方法はいくつも存在します。それはもちろん三大療法や西洋医学治療ではありませんが、ぜひ皆さんも興味をもって調べていただければと思います。拙著『医学不要論』にも掲載してはありますが、ほかの著書として『抗ガン剤で殺される』（船瀬俊介著／花伝社刊）、『3日食べなきゃ7割治る』（船瀬俊介著／三五館刊）や、『家庭でできる自然療法』（東城百合子著／あなたと健康社刊）、『あなたの体の設計にミスはない』（市川加代子著／新日本文芸協会刊）など、数多くありますので是非手に取ってみてください。末期ガンでも治る人はこの世界にたくさんいるのです。

その他の危険な薬、効かない薬

前述した3つの聖水以外にも危険な薬、効かない薬は、世の中にあふれています。すべての薬について述べることは不可能ですので、ここでは、身近で使用している人が多いと思われる危険な薬、効かない薬について述べていきたいと思います。

生活習慣病の薬の嘘

ここ数年来、日本でなにかというと持ち出される病名といえば生活習慣病ではないでしょうか。

まず当たり前ですが生活習慣病という病気は存在しません。食事や運動、仕事あるいは喫煙や飲酒などの日常習慣が病気の発症原因と関係があると考えられている病気の総称です。生活習慣病という言葉が使われるようになるまでは、成人病などと呼ばれていたことをご記憶の人も少なくないかと思います。

もちろん代表的な生活習慣病である糖尿病や高血圧症、高脂血症は発症してしまうとやっかいな病気であることは間違いありません。

しかし、健康診断で基準の数値からはずれたからといって、即再検査や精密検査を求め、無理やり生活習慣病患者予備軍を作っていくような今のやり方には問題があるとしかいいようがありません。まずは基準値の嘘から見てみましょう。

健康診断の基準数値には意味がない

そもそも私は、生活習慣病の予備軍と認定される健康診断の基準数値自体に意味がないと思っています。

考えてもみてください。人間はロボットではないので、人それぞれ健康に関係する数値は異なっています。血圧でいえば、生まれながらに高い人もいれば、低い人もいます。その人固有の数値で健康に暮らしてきているはずです。それがある日、この数値をオーバーしているから高血圧予備軍だ、高脂血症予備軍だと決められてしまうのは非常におかしな話です。

そもそも毎日・毎週定期的に行っているのであればともかく、1年に1回行うだけの健康診断に信頼性などあるはずがありません。

これは例え話になりますが、Aさんは生まれながら血圧が高く子どもの頃から常に最高血圧が130以上ありましたが、今まで一切不調はなく自分は健康だと思っています。

Bさんは生まれつき血圧が低めで常に最高血圧は110以下でしたが、健康診断では最高血圧が１５０でした。今現在、一切不調はなく自分は健康だと思っています。

みなさんは今現在、ＡさんとＢさんのどちらの人の健康リスクが高いと思われますか。

これはどちらも目くじらを立てるものではないのですが、みなさんは測定したときにＢさんの数値が普段より高いことに注目し、Ｂさんに再検査をすすめるかもしれません。

しかしそれは間違いであり、結論的にいうなら両方ともほっておいてよいが答えなのです。人により血圧に違いがあるのは当然のことで、年齢が高くなるにしたがって血圧は高くならねばなりません。またちょっとした状態でも血圧は変動するのが当たり前で、１００メートル走の直前の選手はかなり高いということがわかっています。これらはすべて体が意味を持ってやっているのであって、必然だという考え方が重要なのです。

残念ながら日本の健康診断にはまったく意味がないと言わざるを得ません。というのも海外では健康診断には費用対効果がないということで、まったくといっていいほどやられていないのです。

また希望者がやることはあっても侵襲的な検査（たとえばマンモグラフィーやＣＴなど）はしませんし、そもそも基準値が日本と海外では全く違うのです。この辺りについては後述いたします。

生活習慣病という名が示すように、薬を飲んでも意味はないばかりか有害なのです。まずご自身の生活習慣を振り返り、本当の意味で有益な食事や運動をこころがけ、それでも後述する基準以上の異常な数値が続くようであれば、そこで初めてなんらかの治療法を考えてみるのがよいと思います。

コレステロール降下薬使用で本来の免疫力が落ちる

コレステロールといえば親のかたきでもあるかのように悪者にされてきました。ともかくコレステロール値が高いのは悪で、低ければ低いほど良いという風潮が世の中にまん延しているように思えます。

コレステロール悪玉論を唱える人たちは、コレステロールのデメリットばかりを強調しますが、そもそもデメリットしかないような物質が人間の体内に存在するわけがありません。

コレステロールがなくては細胞膜を作ることができませんし、脳の神経線維を保護しているのもコレステロールです。胆汁酸の生成にも不可欠ですし、脂溶性ビタミン（A、D、Eなど）の代謝にも欠かせない物質です。よく検査でＨＤＬ（善玉コレステロール）とＬＤＬ（悪玉コレステロール）などといわれますが、これはよくある誤解でありコレステロールは一つしかありません。これらの違いは肝臓から運ばれていくリポタンパクか、肝臓に運ばれていくリポタンパクかの違いであり、善玉悪玉と分けることさえ実は間違いなのです。

現在の日本の健康診断では、総コレステロールの適正基準値は１４０～１９９mg／dℓもしくは１４０～２１９mg／dℓなどとされていますが、この数値は低すぎてオハナシにならないのです。

この数値では普通に生活している人のかなりの人が基準値異常になるのではないでしょうか。その健康診断の結果を受けて、コレステロールを下げようと薬を使用する人がいるというのは非常に不可解なことです。

確かに、コレステロールが高いと動脈硬化や脂肪肝などのリスクは少し高まりますが、それほど危険ではないという研究は多数存在します。そしてコレステロールが低い人は免疫力が低く、ガンや感染症にかかりやすいという統計がほとんどなのです。

たとえば日本脂質介入試験という総コレステロール値が２２０以上の人ばかり5万人に、コレステロール低下剤を6年間使用した研究があります。この試験では平均で約50コレステロールが下がったそうですが、もっとも死亡率が低かったのは２２０～２６０の人だったことがわかっています。180未満に下がった人の死亡率は、なんと220〜260の人の2.7倍に増え、40%がガンで死亡するという結果になりました。ちなみにガン死亡率が最低であったのは280以上の人であり、コレステロールが高ければ高い人ほどガンにはならなかったのです。また85歳以上の高齢者で一番長生きしたのはコレステロール値が高いグループだという研究もあります。

これを総合的に考えてみると、年齢が上がれば上がるほど、女性などでは閉経した後にコレステロールが上がるのは必然であり、男性も年齢が上がればむしろ高い方が良いということが言えます。全体のコレステロールが上がることのリスク、上がることのベネフィットを考慮すると、年齢にもよりますが総コレステロール値が240〜280の間くらいが、一番リスクが少ないのではないでしょうか。これは欧米などでは常識的な基準値となってきており、日本でも大串陽一氏をはじめ多くの良心的医学者が提唱している数字です。またコレステロールの薬はガンの発生率を増すほか、筋肉への影響など様々な副作用があるため、安易に使うことは許されません。この基準を守り、的確な食事療法を行えば、ほとんどすべての人はコレステロールの薬を飲むのはムダどころか逆に有害なのです。

断っておきますが、私はコレステロールが高ければ高いほどいいと言っているわけではありません。遺伝的にコレステロール値が異常な人や、基準値をはるかに超えるような高い数値を継続的に示すようであれば、当然なんらかの医学的対応はするべきでしょう。

ただ、ちょっと基準値より高い数値が出ただけで、コレステロールを下げる薬を飲むことは、明らかに健康を害するリスクを増大させるだけの行為であるということは、覚えておいて欲しいものです。

死亡率がかえって増す血圧降圧剤使用

高血圧についてもコレステロールと同じことがいえます。

現在高血圧の基準は130〜85㎜／Hgとなっていますが、こんなおかしな基準は他の国にはありません。昔の日本の基準である160〜95㎜／Hgの方がはるかにましな基準ですし、本屋に行けば血圧を下げてはいけないという著書は多数存在します。これは私一人が言っていることではなく、研究者にとっては常識的な話なのです。それでも日本の医者たちは儲けのために低い基準を押し付けようとしている現実があるのですが、これは基準が低ければ低いほど、薬が売れて健康を損ない、医療界や製薬業界が儲かるからにほかなりません。

たとえば血圧に関しては次のようなデータがあります。

●一九九二年〜一九九八年までに行われた比較試験の結果
70歳以上の高齢者において、収縮期血圧が160〜179であるならば、降圧剤を使用しない人の方がガンにかかった人は少なく、脳卒中や心筋梗塞を発症する率には差がなかった。

●一九九二年〜一九九七年にかけて欧米で行われた比較試験の結果
血圧の基準値を130〜85未満にしたことで心筋梗塞を発症する人が減ったことはメリットであったが、拡張期血圧を80に近づけると90未満を目標値とする場合よりも死亡率が高くなった。130〜85という基準値を達成しようとすると、むしろ要治療者が増えることが予測される。

●一九八〇年に日本で実施された国民栄養調査
降圧剤なしの人は、下が90〜99までの人で自立者の割合が最も高かった。また上が180未満なら降圧剤の服用者のどの値の人よりも自立者の割合が高かった。

●日本で実施された比較試験・JATOS試験の結果
収縮期血圧160以上で、平均172／89程度の高齢者四四一八人を降圧薬を用いて140未満にする群と、140〜160に緩やかに下げる群で比較。その結果、脳梗塞の発生や心筋梗塞の発

生には差がなく、総死亡数は前者が後者より3割近く多かった。

つまり下がれば下がるほどいろんなリスクが増えることがわかっているのです。全体的に見てみれば血圧が通常の範囲内で高いままの状態は、心筋梗塞のリスクは若干上がる可能性は出るものの、やはりコレステロールと同じく、ガンや感染症や認知症（自立度に関係する）などのリスクは大幅に減るので、全体を見て高めに設定することが望ましいといえます。

これはバーミンガム研究という有名な研究でも結論が出ており、年齢が上がるにしたがって血圧は上がっていくのが基本なのです。昔は基準が160／95くらいの数字でしたが、この基準の方がはるかにましでした。しかし現在では年齢に応じて基準値を見直すというのが最先端であり、大串陽一氏が提唱している基準値が参考になります。昔は年齢に90を足せなどとよく教えられたものですが、私は現代においては年齢に100を足せと指導しています。つまり70歳なら170くらいまでは食事に気を配るだけで十分であり、全体的な病気のリスクは減ることになるのです。

また、代表的な降圧薬はカルシウム拮抗薬とARB（アンジオテンシンⅡ受容体拮抗薬）になりますが、これらの代表的な降圧薬はガンの発生率を薬の副作用としても増します。さらにカルシウム拮抗薬を長期間使用することで心不全のリスクが増すこと、ARBを心不全に使用した場合、突然死を引き起こす可能性もあります。これらを考慮すれば、日本において降圧薬を飲む必要がある人は、極めて少ないということがご理解いただけることでしょう。

消化器疾患を起こす低用量アスピリン

脳卒中や心筋梗塞を発症したことのある人に、再発予防のために使用される低用量アスピリンについていえば、医学的研究においては予防効果があることは否定できませんが、だからといって、アスピリン服用がもたらす弊害を無視することは危険だと言わざるを得ません。

アメリカではアスピリンの過剰消費（病気でもない人がサプリメント的にアスピリンを常用化すること）によって消化器疾患を起こすことが社会問題となっています。また最近の医者は作用機序が少々違うからと言って、抗血栓薬を複数にわたって使うなど、副作用などお構いなしの処方が氾濫しています。

また、アスピリンには添付文書に記載されている副作用だけでも、発疹、むくみ、胃炎、嘔吐、消化管出血、めまい、頭痛、食欲不振、喘息発作、中毒性表皮壊死症、皮膚粘膜眼症候群、再生不良性貧血などがあり、十分にその危険性を理解しなければならない薬なのです。

殺鼠剤としても使用される抗血栓薬

心筋梗塞などの予防治療薬として使用される抗血栓薬の代表といえばワーファリンですが、このワーファリンをはじめとするクマリン系抗血栓薬は殺鼠剤として使用されていることをご存知でしょうか。

殺鼠剤と使用される場合は、もちろん薬の場合と濃度などが異なりますが、その殺鼠作用とは、ネズミの体内で止まらない出血を起こさせて殺すという恐ろしい方法なのです。

同じ哺乳類であるネズミを殺してしまうような薬ですから、細心の注意を払うべき薬であることは言うまでもありません。

アルミニウム入りの胃薬で認知症リスク？

胃薬を飲んだことのない人というのは少ないのではないかと思います。多くの胃薬は作用に強弱の差はあるとはいえ、胃酸を制御（抑制）すること、つまり制酸が主な作用となっています。ＰＰＩ（プロトンポンプインヒビター）やＨ２ブロッカーは特にその作用が強く、潰瘍改善作用が期待される薬です。

しかし、胃酸は単に食物を消化するためだけに存在しているわけではありません。胃酸には、その強い酸性で殺菌をする効果もあるのです。また、胃酸を抑制すればするほど、食物の消化が困難となり、栄養の摂取が阻害されることにもなります。

ＰＰＩやＨ２ブロッカーの潰瘍改善作用は間違いなく存在します。だから吐血を呈するような出血性潰瘍疾患や胃に穴が開きそうな深い潰瘍の場合、かなりの改善がみられるという点において、これらの薬を完全否定するというのは困難です。

しかし、それはやはり対症療法であり、潰瘍が改善するまでの一時期で十分であるにもかかわらず長期間投与されていること、潰瘍治療などとは別の目的で多数投与されていることが問題で、これは医原病をもたらすだけでなく医療費の無駄な増大をもたらしているのです。

例えばＰＰＩですが、公式添付文書をみると、軽いものだけでも、発疹、便秘、下痢、口渇、腹部膨満感、頭痛、眠気、発熱、女性化乳房、味覚異常、発疹などの副作用が報告されており、重いものとなると汎血球減少・無顆粒球症・溶血性貧血・血小板減少・肝機能障害・皮膚粘膜眼症候群・間質性肺炎などが報告されています。

ＰＰＩの前世代として使われていたＨ２ブロッカーはさらに副作用が多い薬です。ヒスタミンＨ２受容体は人間の場合、胃壁の他、心筋等にも存在します。ヒスタミンＨ２受容体拮抗薬は心筋の受容体にも影響を与えるため、不整脈等の心臓の異常を起こすことがあります。特に心臓病の患者が摂取することは禁忌とされていますが、お構いなしに出されています。

以下は最も有名なＨ２ブロッカーである、ガスターの公式添付文書に記載された代表的な副作用ですが、皆さんはこれを飲みたいと思うでしょうか。

便秘、発疹、眠気、頭痛、めまい、錯乱、うつ状態、幻覚、意識障害、不随意運動、振戦、眼振、パーキンソニズム、不安感、無気力感、混乱、幻覚、けいれん、アナフィラキシー、蕁麻疹、手足のしびれ、白血球や血小板の減少、女性化乳房、乳汁分泌、帯下増加、月経不順、勃起障害など他にも多数です。

つまりこのような強力な潰瘍治療剤は、潰瘍が悪い一時期以外は飲んではいけない薬であり、副作用止めに使うなどということ自体がそもそもの間違いだということが言えます。

いわゆる制酸剤や粘膜防御剤については強力な胃酸抑制作用はないのですが、同様に胃酸を抑制することにより食物の消化が不十分になり、十分な栄養素を確保できなくなります。

また、胃薬の大半にはアルミニウムが入っています。アルミニウムの摂取がアルツハイマー型認知症の原因のひとつであるという説があり、これについてはまだ確たる結論は出ていないのですが、重大な神経毒であることは間違いありません。また、腎臓障害や末梢神経毒を呈することは脳内の事よりも具体的に証明されているのですが、その事もありWHOでは、体重が50kgの成人の、1日許容摂取量を最高50mgと規定しています。通常の一般人の1日摂取量は人にもよるが数mg程度で、多くても10mgとか20mgという程度です。

では胃薬にはどのくらいのアルミニウムが入っているかというと、例えば代表的なスクラルファートの添付文書を参考にすると、スクラルファートには一日量で400mg〜500mg近いアルミニウムが入っています。他にも市販薬などでもアルミニウムが入っているものは枚挙にいとまがありません。

つまりこのような胃薬は益などほとんどないばかりか、むしろ有害なのです。それなのに胃もたれなどちょっとした症状に用いられていますが、重要なのは胃もたれを感じることが重要だという視点です。つまり胃もたれを感じるようなものや、薬や化学物質を摂取してしまったという身体が発した警告を**マスク**してしまっているのです。これこそがまさに対症療法の権化だということが言えるでしょう。アルミニウムの危険性については、後述する社会毒の章も参考にしてください。

本物の麻薬と似た咳止め薬

現在使用されている代表的な強い咳止め薬はコデイン系の咳止め薬だと思います。

このコデイン系薬物はモルヒネに類似した麻薬に準ずるような薬なのです。本物の麻薬であるヘロインやコカインほどではないものの、依存性や禁断症状が確実に確認されている薬です。

また、モルヒネと同様、便秘や吐き気などの副作用を起こすことも知られています。

喘息などに使われている薬にテオフィリンなどがありますが、これも無益有害な薬の代表格です。

この薬はけいれん、てんかん、急性脳症、高血糖、低血糖などをきたしますし、内服や点滴であらゆるところに使用されていますが、効果はないに等しいです。

シャープで劇的なだけならステロイド系の薬の方がましなのですが、ステロイドは対症療法の最たるものなので、緊急時以外に使うとやはりますます医原病をもたらし悪くなります。痰止めのムコダインなども低血糖になったりけいれんや脳障害になる可能性があることがわかっています。

そもそも咳や痰《たん》というものは、病気だから出ているわけではなく、病気を治す（体に有害な毒を排毒する）ための防御反応なのです。ですから、ちょっと咳や痰が出たからといって、薬に頼ることはやめてもらいたいと思います。

免疫反応を殺す解熱鎮痛剤

私は解熱鎮痛剤こそ、最も一般化された医原病薬だと考えています。

解熱鎮痛剤は**鎮痛剤中毒**という言葉があるほど、常習・中毒性があり、鎮痛どころか、飲めば飲むほど痛みを感じることすらあります。また、副作用として、胃潰瘍や腎障害もよく知られています。

感染症などにも風邪薬を含む解熱鎮痛薬がよく用いられていますが、これほど愚かな行為はないと断言できます。これは私のようなある意味**過激派**の医師でなくても多くの医師が賛同することでしょう。感冒などにおいてはウイルス疾患が主となりますが、これを倒せる薬は存在しないため自己の免疫力がカギとなります。

しかし、この薬は解熱作用もあるので、免疫力を著しく低下し、サイトカインストーム（免疫暴走）を引き起こしかねません。また市販の感冒薬で子供の感冒薬などは、シロップが入っているのでさらに治癒を妨げます。目先の利益のみを尊ぶ日本人の代名詞のような物質といえるでしょう。

ある実験では動物実験で細菌やウイルスに感染させた場合、何も飲まなければ死亡率は9・3％でしたが、解熱鎮痛薬を使った場合45・8％まで死亡率は上昇したという報告があります。つまり熱があるからといってすぐに子どもに風邪薬を投与するなどということは、いいことをやっているふりをして実は虐待に近いのです。

人間が発熱するというのは、免疫反応によって、ウイルスや細菌を殺すためであるという原点を忘れないで欲しいものです。

副作用が危険なタミフルはカネのなる木

冬になってインフルエンザを恐れる人は多いですが、そもそもインフルエンザとはなんなのでしょうか？

これに関して先進国の外国人と日本人は決定的なまでに認識が違います。前者はしょせん風邪の一種にしか過ぎないと多くの人が考えており、後者はインフルエンザと風邪は違うものだと考えています。しかし医学的には前者のほうに理があります。そして最も重要なことは、これまでインフルエンザで重症になった人の多くは、インフルエンザで重症になったのではなくインフルエンザの治療によってである、とする告発があとをたたないことです。そして、インフルエンザを重症化させるものの代表格が解熱鎮痛薬なのです。解熱鎮痛薬については前項を参考してください。

さて、日本において抗ウイルス剤として主に使われているのはタミフルですが、タミフルとは何かをみなさんは考えたことがあるでしょうか？　実はこの薬ほど日本が在庫処分場となり、子供にとって被害著しい薬はなかなかありません。しかし、まさに小児科業界と巨大製薬会社にとってカネのなる木だといえます。

タミフルの危険性は昔から薬害研究をされている浜六郎氏を中心に、特に精神症状について訴えられ続けてきました。それらを無視して厚生労働省は精神・神経症状について「因果関係は明確ではないものの、医薬関係者に注意喚起を図る観点から、平成一六年五月、添付文書の「重大な副作用」欄に「精神・神経症状（意識障害、異常行動、譫妄、幻覚、妄想、痙攣等）があらわれることがあるので、異常が認められた場合には投与を中止し、観察を十分に行い、症状に応じて適切な処置を行うこと」とだけ追記しました。これだけでも厚生労働省のいい加減さが知れますが、浜氏はコクランライブラリーの研究や厚生労働省研究班の資料を分析し、タミフルが効果ないだけでなく予防効果もないこと、重症化防止も否定的と記しています。海外では、タミフルにインフルエンザ対策として効果がないとして、専門家が製造元に対する訴訟を要求するまでに至っているのです。ＢＭＪ編集者Fiona Godlee氏は社説の中にこう書き留めています。

「（タミフル関連の）裁判が行われる度に、（社内の報告書を）公開すると公約しているにもかかわらず…ロシュ社は協力していません」

タミフルはアメリカ国内で約8万人に対し使用されていました。そのタミフルを含む製薬19商品が、死亡すら引き起こしかねない副作用を有していることを適切に報告していなかったとし、ロシュ社はまた、欧州医薬品庁からも取り調べを受けています。

こんなタミフルの全世界の処方件数のうち、日本は約75％を占めるといわれています。

二〇〇七年六月一六日、厚生労働省はタミフルについて

「日本でタミフル販売が行われて以来、１３７７人の害反応の報告を受けたという。そのうち５６７人は重篤な精神神経症候、２１１人は異常行動を伴っていた。更にタミフル服用後の副作用死亡数は71人であった。」

と報告しています。

厚生労働省はタミフルとの因果関係を否定しているのですが、これは全世界の医原病や薬害の問題を追えばすぐに嘘だと分かります。この数字さえ実は間違いなのです。医者や副作用被害報告のシステムは、ほとんどの副作用などを認めませんし、アメリカのあるアンケート調査には、アメリカの小児科は50人に１人程度しか副作用報告をしない、というものさえあるのです。アメリカの医原病死の数字と一致点が見いだせてくると思えれば、みなさんの考えは間違っていないでしょう。タミフルなど使わなくてもウイルス性疾患は滋養、休息、発熱、排毒で大半は良くなっていきます。そもそもタミフルに限らずインフルエンザ薬は効かないのであって、自然治癒力では改善しなかった一部の人たちだけを、現代西洋医学の救

急技術を使って治療することが、最もリスクが少なく効果的な方法なのです。

余計な血液製剤投与でガン再発リスク増大

薬というわけではありませんが、万一手術を受けるような場合になった場合に直面するはずの輸血についても一言触れておきたいと思います。

非加熱血液製剤による薬害エイズ事件の事例でもわかるように、基本的に自分以外の血液を体内に取り込むことには当然ながら著しいリスクがあります。

薬害エイズ事件のような事例は論外ですが、一九七一年にアメリカでなされた調査では「輸血によって年間三万人が血清肝炎に罹患し、そのうちの三千人が死亡している。潜在的なものを含めると、年間十万人が輸血によって血清肝炎にかかっていると推測される」という報告を出しています。

輸血に関しては、そのメリットとデメリットではデメリットの方が多いのではないかと疑問を呈する医学者も増えてきており、それにともない手術時の出血・失血を制御することによって輸血なしで手術を行う無輸血手術が広まってきています。これは欧米ではどんどん広まっておりますが、日本は時代遅れの医療後進国ですので、まったく無輸血手術の拡大や輸血の危険性が叫ばれることはありません。

また、よくドラマなどで家族が輸血するシーンを見かけますが、輸血する人と輸血される人の血液が似通っている場合、移植片体宿主病（ＧＶＨＤ）という重大なショック症状を起こす恐れがあることを知っておいてください。

輸血の危険性や無効性については様々な論文がありますが、たとえば

「輸血は益となるより害となる可能性がある」

との研究結果を、米科学アカデミー紀要（ＰＮＡＳ）においてノースカロライナ州デューク大学医療センターが発表しています。なんと輸血を受けた患者のほうが心臓発作、心不全、脳卒中などの発生率が高く、死に至る場合もあるとまとめているのです。

輸血については危険性を指摘するデータが多数存在します。たとえば南カリフォルニア大学の研究では

「喉頭ガンにかかった人のうち、病気が再発した割合は、輸血を受けなかった患者の場合が14％、輸血を受けた患者の場合が65％であった。口腔、咽頭、鼻もしくは副鼻腔のガンが再発する割合は、無輸血の場合が31％、輸血を受けた場合は71％だった」

と報告しています。

『Cancer』という有名な雑誌では

「結腸ガンの患者の場合、輸血は、長い間生き延びることに関してかなりの悪影響を及ぼすことがわかった。このグループの場合、輸血した患者の48%、輸血をしなかった患者の74%が約5年、生き延びた」

と報告しています。

輸血が行なわれるようになる前、胃腸からの出血による死亡率は2・5%に過ぎなかったといわれているのですが。輸血が習慣的に行われるようになって以来、大規模な研究の大半は10%の死亡率に上昇したと『英国手術ジャーナル』は報告しています。

輸血を受けた患者が普通の感染症（エイズとか肝炎という意味ではなく）にかかりやすいという研究もあります。

P・I・タッター博士は結腸直腸の手術に関する研究で

「輸血を受けた患者のうち、25%に感染症が見られたのに対し、輸血を受けなかった患者で感染症が見られたのは、4%であった。また輸血は、手術前、手術中、手術後のいつ行なわれたものであろうと、感染性合併症と関連しており、手術後の感染の危険は、投与された血液の単位数に応じて、徐々に増し加わった。股関節置換術に際して輸血を受けた人の23％に感染症が見られたのに対し、輸血を受けなかった人には感染症がまったく見られなかった」と報告しています。

ブルース・スピース教授は、心臓手術の際に血液の主要成分を輸血することについて

「術後の経過が輸血によって良くなることを裏付ける医学文献はなきに等しい」

と述べ、しかもそのような輸血の多くが

「深刻な外傷以外のほとんどすべての場合において、益よりも害を及ぼすようだ」

「肺炎、感染症、心臓発作、脳卒中の危険が増大する」

などと報告しています。

また、医学界でも権威ある雑誌のひとつとされている『ニューイングランド・ジャーナル・オブ・メディシン』にも

「推定66％の輸血は不適切である」

とする報告がのせられています。それなのに日本でこれだけ輸血や血液製剤が用いられているのは、やはり医療界と赤十字の強大な利権があるからなのです。

無意味な抗生物質使用が医原病を招く

人類永久不滅のテーマである感染症、そしてそのための薬として開発された抗生物質についてはどうでしょうか？　抗生物質まで否定するのかと読者の方々は思われるかもしれませんが、私は抗生物質については全否定しません。しかし、この抗生物質が良い薬かと言われれば当然ながらそうはならないのです。抗生物質についてどう考えればよいのか、医学的に説明していきたいと思います。

まず抗生物質には飲み薬と点滴があります。まずは飲み薬についてですが、ほとんどの飲み薬の抗生物質は感冒などに処方されています。感冒の原因はウイルスが主ですから全くと言っていいほど意味がないのですが、多くの場所で処方されています。またこれについては多くの普通の医師でさえも無駄だということを知っていて処方しています。皮膚疾患の一部などにも使われているようですが、無益かつ有害なのに平気でやられています。このような抗生物質によって耐性菌が生じたり、リーキーガット症候群と呼ばれる免疫異常が生じたり、とにかくさまざまな弊害を生じて医原病をもたらすことがわかっています。飲み薬の抗生物質など百害あって一利なしと断言してもよいと思います。

では点滴の抗生剤についてはどうでしょうか？

確かに現代の病院においてはその大半が無駄と思われる使用法ばかりしています。病院の院内感染でも耐性菌の問題は認知されています。しかしその一方でどんな内科医でも外科医でも、本当に死にかけと呼べるような病状の感染症が、ただの抗生剤投与で劇的に改善する例は多数経験しているのです。これは私も経験していますし一つの事実です。ですから、救急疾患といえるような状態で、命の危険も考えられる状態の場合は、点滴の抗生剤はリスクとベネフィットでベネフィットが上回るのです。

抗生物質は立派な猛毒であり、人間は様々な細菌と共生して健康を作っていますが、抗生物質はそれを破壊することを忘れないでください。ここでも西洋医学の原点は対症療法であること、感染症で危険な状態であるからこそリスクのある毒で**博打**をうとうというのが抗生物質であるという認識が不可欠なのです。一昔前の医師たちにはそのような意識ある人がちゃんといたのですが、残念ながら現在の医師や大病院の中では、その真逆のことが平気で行われているようです。

薬価が非常に高い骨粗鬆症薬の効果は不明

整形外科というと骨の専門家というイメージだと思いますが、実際に整形外科に行っても意味がなかったと感じた人は多数いらっしゃらないでしょうか?

それは当たり前のことであり、整形外科の意味と意味のなさを一般人の方は理解されていないからにほかなりません。実際のところ整形外科は外科であって、解剖学的な問題や救急医学的な処置以外ぜんぜん役には立たないのです。

整形外科の利点は例えば交通事故で複雑骨折したような場合は独壇場だといえます。しかし逆説的に言えば、慢性疼痛や老化に伴う種々の変形、骨粗鬆症などの対処が本当は彼らにはできません。

その結果、ただ痛み止めを出された、ただシップを出された、ただ注射を打った、ちょっと気が効いてもテーピング、マッサージ程度のものではないでしょうか。それらは対症療法の最たるものであり、ほとんどの人が良くならないばかりか仮によくなっているように見えても、やはりこれまで同様医原病と依存症へと導かれていくのです。

整形外科の中でも無駄な薬の代表格は骨粗鬆症薬です。具体的名前を挙げればフォサマック、ボナロン、ベネットなどのビスホスホネート系ということになりますが、現行の医学から考えても、これらの薬は非常に薬価が高く、その割に効果が不明なのです。実際ＦＤＡでは、フォサマックなどの非定型大腿骨転子下骨折及び大腿骨骨幹部骨折の発症リスクについて、ラベルに追記すると発表しています。他にも顎骨壊死のリスクについて、ＦＤＡは使用年数を制限するかどうか実際に検討しています。また、ビスホスホネート使用中にまれではあるが、ぶどう膜炎や強膜炎など重篤な目の炎症症状を発現する場合があるという研究も存在します。骨粗鬆症治療のもっともよい方法論は、良質のカルシウムと良質のマグネシウム、そして良質のビタミンDを増やし筋肉を刺激することであって、薬を飲んでも本質的な改善にはならないのです。実際、古代の民族は80歳や90歳であっても、背筋はまっすぐで非常に頑健な体をしている人が多かったのです。

ガンの発生率が高まるステロイド軟膏など

現代の世の中においてアトピー性皮膚炎やじんましんや乾癬などは激増しているようですが、みなさんはなぜ激増したか真剣に考えたことがありますでしょうか？

そしてこれらの多くにステロイド軟膏やプロトピック軟膏などが使われていますが、これらは免疫抑制系で非常に危険な薬物なのです。ネットを少し検索してみるだけでステロイド軟膏使用の危険性や依存性などは検索することができるでしょう。アトピー性皮膚炎やじんましんや喘息などは社会毒の影響を受けやすいものであり、これらを総称して化学物質過敏症などと呼ぶことがあります。もちろん本人の体質や精神なども関係あるのですが、病気を治すうえでの重要な考え方なのです。

化学物質過敏症であるとするなら社会毒に着目すべきですが、実際には西洋医学の論理に従って軟膏を塗り続ける人が少なくありません。それらはあっという間にステロイド依存を誘発して、皮膚自体がステロイドなしではいられない状況に変化していきます。それをやめるといわゆる**脱ステ**の禁断症状などが発生するわけです。

ステロイド軟膏やプロトピック軟膏などはガンの発生率を増すことが証明されています。アメリカFDAもプロトピック軟膏の発ガン性に警告を加えています。これらの軟膏は本質的には何の役にも立ちませんので、ぜひ生活と食などを改善してやめていただければ幸いです。

140

うつや神経症をもたらす抗ヒスタミン薬

抗ヒスタミン薬（いわゆるアレルギー薬）は、様々な面でかなりの危険を持っている薬物です。しかしいまや市販の薬局でも扱われるようになりましたが、それがさらなる医原病をもたらしていることにほとんどの人は気付いていません。ヒスタミンは様々なレセプターをもち、特に精神系への影響が非常に強い物質です。アレルギー薬を飲むと眠くなるというのもその一部ですが、飲み続けると非常にうつや神経症をもたらすのです。

そもそも花粉症の原因というのは本当に花粉なのか、みなさんは考えてみたことがありますか？　みなさんが子供の頃だけでも、さらにいえばみなさんのおじいさんやおばあさんの世代であれば、アレルギーなどほとんど皆無であり花粉症という病気など存在しませんでした。しかし昔からスギ花粉などたくさん飛んでいたのです。ここで勘違いしてほしくないのはアレルギーと呼ばれる人々の症状が存在していないということではなく、そのアレルギーと呼ばれる症状はある意味で必然であり、その根本的原因に気付かねばよくならないといっているわけです。花粉症の原因は花粉ではないのです。

こういうと多くの方がびっくりされるかもしれませんが、繰り返し言うように昔の方が自然豊かで花粉など飛んでいたくらいかもしれません。花粉が原因ではなく体の栄養不足や化学物質の汚染、花粉の汚染などこそが花粉症やアレルギーと呼ばれるものの主たる原因なのです。この概念を化学物質過敏症といいます。

つまり皮膚でも鼻水でも涙でも、なんらかの毒物を体の外に出そうとして反応しています。現代の花粉は昔と違いいろんな意味で汚染されていますから、それを体は異物として洗い流そうとします。それがくしゃみや鼻水や涙ですが、逆説的にいえばそのくしゃみや鼻水や涙は正当なものであり、でなければいけないものなのです。それを止めるとその場はよいかもしれませんが、あとで毒がたまり大病への道を開いていることになります。その場良ければすべて良しという考え方が対症療法というモノだということは、これまで述べてきた通りです。抗ヒスタミン薬を内服してアレルギーを抑えると、毒は逆に取り込むことになりその時は良くても将来ひどいことになるのです。それは精神症状もそうですが、社会毒の取り込みにもつながります。アレルギーとはなんなのかの原点をもう一度考え直して、アレルギーの薬を使わないようにしていくことが健康上重要なのです。

脳卒中や子宮頸ガンのリスクを高めるホルモン剤・ピルなど

最近、乱用されているようですが重大なリスクを生じる薬、それがホルモン剤、とくにピルなどの安易に使われるホルモン剤です。なんと子どもの受験やプールの都合のためにピルを飲ませるという親がいるそうですが、どれくらい怖いことなのか今の日本人は考えないのでしょうか。たとえばピルは血栓症のリスクを非常に高め死亡報告も多いです。不正出血などを誘発することも言われており、脳卒中や子宮頸ガンのリスクが上がることも分かっています。子宮頸ガンといえば思い出すのは子宮頸ガンワクチンですが、もちろん子宮頸ガンの予防効果はありません。なのにピルも飲ませて子宮頸ガンワクチンも打って、予防していると思っている親ばかりなのはまったく困ったことです。またピルを飲むと不妊のリスクが上がることも分かっていますが、産婦人科医たちは自分たちの利益のために平気で関係がないと嘘をつきます。ピルを飲むと子宮や卵巣が休まるというのも生物学的には嘘と言ってさしつかえないものです。先住民や野生生物には不妊やホルモン疾患などありません。現代人にはなぜそのような病気が多いのか、考える必要があり、またホルモン剤は直接ホルモンをいじる非常に怖い薬だという意識が重要なのです。

第四章

人類が開けたパンドラの箱　社会毒

社会毒とは何か

おそらくはほとんどの人にとって、この社会毒という言葉は耳慣れない言葉だと思います。そこで最初に、私が考える社会毒という言葉の意味について説明したいと思います。

科学や技術の進歩は人類にさまざまなメリットや利便性をもたらしたようにみえます。しかしながら、その一方で自然界には存在しなかった物質を生み出したり、普通に暮らしている限り、触れるはずのなかった物質が生活の中に入り込んでくるようにもなりました。

それらの物質の中には、人体にとって有害なものが数多く存在しています。つまり人類は実際には進歩などしていないのだと考えることもできるでしょう。

この、もともとは人間が生活していくうえで、摂取したり、触れたりすることがなかった物質で、なおかつその物質を人間が体にとりこむことで、体に何らかの悪影響をおよぼす物質のことを総称して社会毒と私は呼んでいます。

避けられない社会毒

社会毒という名が示す通り、人間の身体に悪影響を与える物質、すなわち毒なのだから、避ければよいと思うかもしれません。

しかし、そこにこそ社会毒の大きな問題があるのです。

結論から言いますと、社会毒のすべてを避けることはできません。

生活習慣を見直したり、意識を変えることによって、ある程度であれば社会毒を避けることはできると思います。

しかし、くり返しになりますが、すべての社会毒を避けることは不可能なのです。

なぜなら社会毒は、現代社会の構造そのものに浸透していて、個々人の努力といったものだけでは、避けることができないからです。これを理解するためには、まず目先の利益と欲望だけにとらわれてきた人間たち、そして社会の罪を自覚しなければ社会毒には意識を向けることができないでしょう。

中にはどうせ避けることができないなら、社会毒など気にしないという人も当然いることと思います。

しかし、私は避けられるものは避けるように努力するべきだと思いますし、多くの人が社会毒を意識し、変えようと考えることによって、社会の仕組みそのものが変わる可能性もあると考えています。たとえば日本よりも進んでいるヨーロッパでは、この社会毒的なものに対して次々と規制が進んでいます。残念ながら先進国中で最も遅れているのが日本である、と断言せざるを得ない状況です。

社会毒に対してどのように向かい合うかは、みなさんの判断にお任せします。

ただ、私がなぜこれからあげる物質を社会毒と呼び、避けることをすすめるのかを述べていきますので、それをもとに社会毒にどのように向き合っていくかを考えていただきたいと思います。

砂糖が病気を作りだす

現在の私たちの生活の中で、最も普遍的に普及し最も売られていながら最強最悪の毒、それが砂糖のたぐいであると私は考えています。では買うものがないではないかと思う方がいるかもしれませんが、その通り、それはもともと人間が食べるものではないのです。これは科学的にもきちんと証明できることでもあり、もともと人間の体は砂糖を直接取るようには出来ていないのです。

糖は糖化というものをもたらしますが、糖化は活性酸素を生み出し過酸化を誘導したり、体内ではＡＧＥ（糖化最終生成物）が生成され、様々な病気を誘発します。糖化の弊害は動脈硬化に限った事ではなく、ウイルスや細菌にも非常に感染しやすくなりますし、アトピーなどアレルギーにもなりやすくなりますし、いわゆるメタボの主原因ともなります。またガンのえさは糖分であると聞いたことのある方もいらっしゃるかもしれません。また糖分は代謝を狂わせ精神病に非常に移行しやすくなります。

特に白砂糖はミネラルが皆無であるということで問題視されていますが、科学的な理屈だけでいえば、三温糖、てんさい糖、黒砂糖なども同じ危険で病気の温床となります。病気の予防はまず砂糖ものを減らすこと、理想は当然ながら砂糖のたぐいをゼロにすることです。そして、砂糖がどのようにして病気を生み出してきたのか、その歴史についても興味を持っていただければと思います。

１５１ページのイラストが表しているのは、主な甘い食品の砂糖含有量を角砂糖で示したものです。このような異常な量が含有されている飲み物やお菓子などを食べていて、健康が守られることはありません。現に世界の多くの国で砂糖に対する批判が巻き起こっていますし、日本でも分子整合栄養学者たちが、砂糖の危険性について意見を述べています。砂糖はまさに**食で精製された最初の麻薬**であり、強い依存性をもっているのです。まずは甘いものを除外していくこと、それこそが病気にならないための第一歩だといえるでしょう。

発ガン性が疑われる人工甘味料

では人口甘味料はどうなんだというと、これまた砂糖と同じかそれ以上に危険なシロモノだということがいえます。人工甘味料の中でも最も危険なのがアスパルテームであり、脳腫瘍などの発ガン性、知能低下、てんかん、精神病などの様々な原因となります。

ラルフ・G・ウォルトン博士は

「アスパルテームは脳腫瘍などの致命的な健康被害をもたらす危険性がある」

と述べています。

ラッセル・ブレイロック博士は

「このアスパルテームのような神経毒が市場に出回ることは、人々の知能の低下とも関係し

主な甘い食品に含まれる砂糖の量

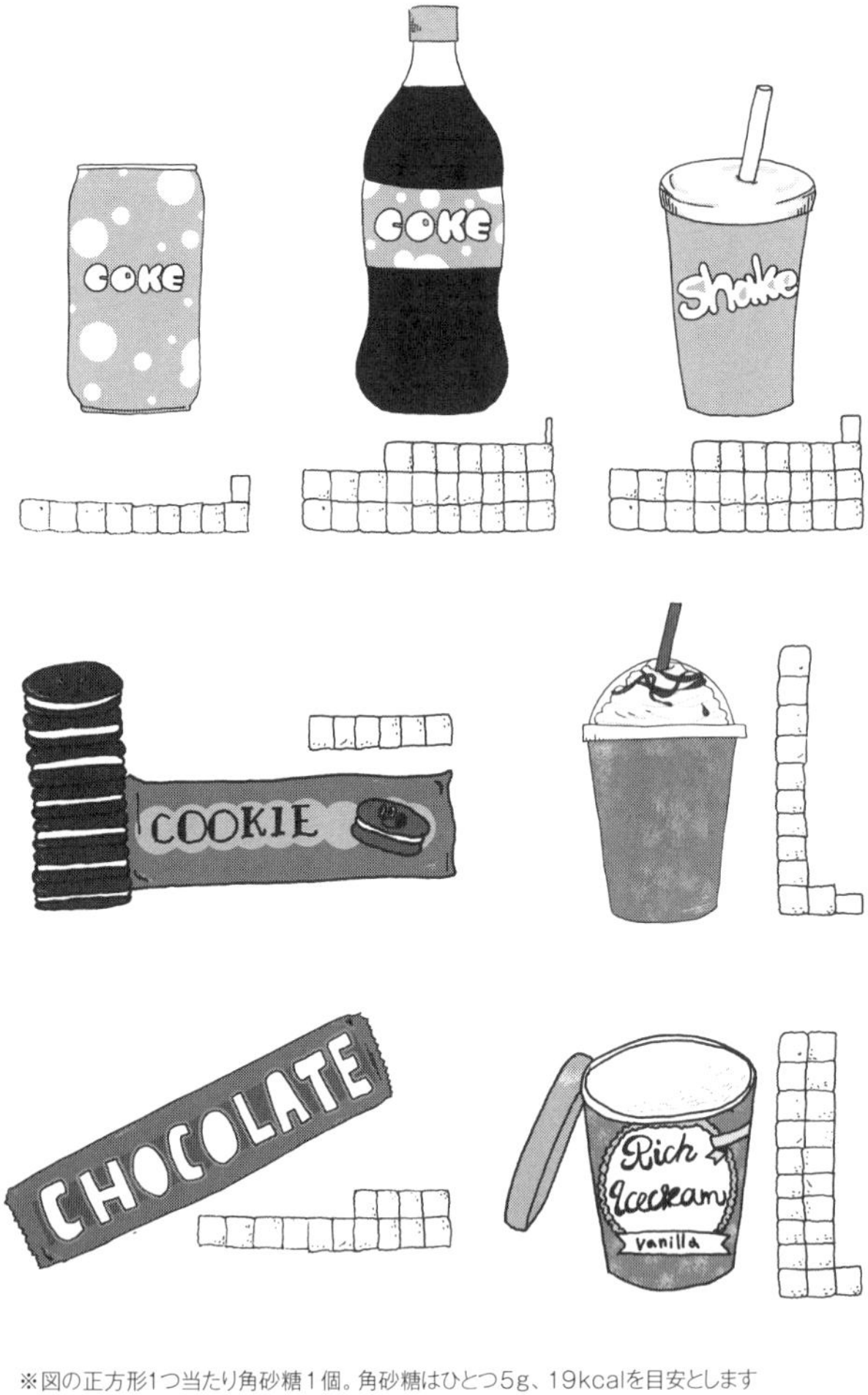

※図の正方形1つ当たり角砂糖1個。角砂糖はひとつ5g、19kcalを目安とします

ている」

と述べています。

アスパルテームの大部分を構成するフェニルアラニンとアスパラギン酸は、自然の食物の中にも存在するアミノ酸ですが、単体で摂取すると両方とも脳細胞（ニューロン）を興奮させすぎて死に至らしめる興奮性毒であることが判明しているのです。しかしそんな危険なアスパルテームはいまだ日本で大量に消費されています。

アスパルテームの危険性が叫ばれる中で出てきたのがスクラロースですが、でも、結局構造や結果は同じです。何十年も前から人工甘味料は物議を醸してきましたがすぐに日本人は忘れてしまうのです。

化学的にいうとスクラロースはダイオキシンの親戚ですが、みなさんはご存じだったでしょうか？

このような物質をオルガノクロライドと呼びますが、なぜそれが市販食品の中に含まれているかといえば、皆さんの健康を考えて作っているわけでは決してないからです。最も重要なことは、それがアスパルテームであれ、スクラロースであれ、ほかの甘味料であれ、すべて健康にはかなり悪いということです。人工甘味料は発ガン性だけの問題ではなく、不妊のリスクを著しく高め、太りやすくなることもわかっています。つまりダイエットをうたった清涼飲料水を飲むほうが太るということが科学研究ではわかっているのです。

病気にならないようにするためには、このような人工甘味料は極力避けることが必要です。

日本人には最も不向きな食品＝牛乳

牛乳については先ごろスウェーデンの大規模研究がニュースとなり、やっと日本でも注目を浴び始めました。ずっと前から多くの医学者が言ってきたことなのですが、牛乳ほど悪い食品を見つけるのは簡単ではありません。

海外に目を凝らせば牛乳やその発酵食品がないと生きていくことさえ難しい世界が存在しますので、牛乳を完全否定するのは難しいかもしれません。しかし牛乳は日本人には最も不向きな食品であり、健康をこわし病気を作る要因となるものです。

よく勘違いされていることとして、牛乳は骨を強くするというものがあります。しかし残念ながら牛乳を飲めば骨が強くなるかというとそうではないのです。確かにカルシウムはそこそこ入っていますが、栄養学的にはリンが多くマグネシウムが少ない牛乳は、骨を弱くし骨粗鬆症を劇的に増やすことがわかっています。

①ハーバード大学で七八〇〇〇人の女性を対象に12年間追跡調査を行った結果では、乳製品を接取するほどに骨折が多く、大腿骨頸部骨折の増加の危険度は乳由来のカルシウムに関係している。

②イエール大学の研究では、骨粗鬆症は乳製品を最も多く摂取する、アメリカ、スウェーデン、フィンランドが最も多い。

③一日千mg以上カルシウムを摂取するアメリカ移民黒人は、平均296mgしか摂取しない南アフリカ黒人よりも、大腿骨頸部骨折が9倍多い。

④沖縄の三大学共同研究では、沖縄の100歳以上の老人が、乳製品をほとんど取らないのに、股関節の骨折率が非常に低いことを発見。乳製品をあまりとっていない地域ほど骨粗鬆症が低く、カルシウムの摂取源として、大豆や海藻、キャベツやブロッコリーの価値を推奨している。

⑤ガンの予防に関する権威であるエプスタイン博士は、20件の発表のなかで、結腸ガン、前立腺ガン、乳ガンなどの危険性が増すことを示している。

⑥フランクオスキー博士の研究では、二万人の赤ちゃんを検討した統計結果によると母乳のみの子供の死亡率は千人当たり1.5人、牛乳のみにしたところ千人当たり84・7人であった。また多発性硬化症で死亡した二六〇〇〇人のアメリカ人の地理分布や様々な因子の関係を調べたところ、牛乳消費量と最も密接な関係が認められた。

牛乳の害はそれだけではありません。日本人の乳糖不耐症は75％以上であり、民族的に牛乳がもっともあわない民族なのです。この牛乳が骨粗鬆症だけでなくアレルギーなどの病気、ガンなどの病気、化学物質過敏症、難病や膠原病など様々な病気をもたらすことがわかっています。ジェイン・プラントという女性医師は『乳がんと牛乳』という著書の中で、自らの体験と牛乳の危険性について語っています。これはチーズやヨーグルトであっても同じです。日本人は病気にならないためにも乳製品の摂取は避けるのが賢明でしょう。

欧米で禁止されている食品添加物が日本では認可

食品添加物については書きだすと本当にきりがありません。日本は一五〇〇種類近い食品添加物が認可されていますが、これは世界一であり誇れるものではなく、恥ずべき数だといえます。たとえばアメリカでは１４０種類弱くらいしか認可されていませんし、ヨーロッパではさらに厳しく数十種類、少ないところでは20種類などという国も存在します。

これは食品添加物が非常に危険であり、ガンだけでなくアレルギーや免疫疾患など、様々な温床となっていることが指摘されているからです。欧米で認可されている食品添加物はリスクが少ないものが中心ですが、日本では、欧米において毒が強力すぎて使えないものまで平気で使えるようになっています。

例えば安息香酸ナトリウム（清涼飲料水などに入っている）、ＢＨＡ／ＢＨＴ（酸化防止剤）、グルタミン酸ナトリウム（いわゆるうま味調味料）、ソルビン酸、ソルビン酸Ｋ、亜硝酸ナトリウム（急性毒性が非常に強く、発ガン性物質のニトロソアミンに変化）、赤色2号、赤色3号、緑色3号、コチニール色素、青色1号、黄色4号、カラギーナンなど、欧米ではほとんどいずれも禁止されており使えない添加物です。もし仮に意識していない場合、私たちは一日に80種類近い添加物を摂取しているといわれています。

そのような食生活で健康など得られようはずもありませんが、実際に多くの方はスーパーマーケットやコンビニエンスストアの加工食品を食べているのが現実です。

これらのほとんどすべてが石油精製物質であり、専門的には脂溶性毒物と呼ばれます。着色料はどれも発ガン性が高く、アレルギーなども誘発しやすいことが動物実験でも明らかになっています。増粘安定剤のカラギーナンは胃潰瘍の発生率が高くなるということがわかっています。日本における食品添加物の状況は、海外先進国から見ても突出してひどいのが現状であり、国民が意識を高めてそのような食品添加物が入っているものを買わないようにすること、そして国家レベルでも欧米に追い付くように、しっかりとした規制をすることが重要なのです。

プラスチックを食べる＝トランス脂肪酸

炭水化物、タンパク質、脂質の3つの栄養素が、人間が生きていくうえで必要な三大栄養素と言われていることはご存じの人も多いと思います。

よく脂質（つまり油）は太りやすいなどの理由で悪者扱いされますが、人体にとって非常に重要な栄養素なのです。

とはいえ脂質であればなんでもいいというわけではありません。質の悪い油は栄養どころか人体にとって毒となってしまいます。

その悪い油の代表がトランス脂肪酸です。

トランス脂肪酸というのは、保存がききやすく、扱いやすくするために、不飽和脂肪酸に無理やり水素を結合させたもので、いわば工業的に製造された油です。

このトランス脂肪酸を摂取すると動脈硬化や心臓疾患になるリスクが増大することが知られています。他にも糖尿病や脳疾患、認知症など数多くの病気との関連性、妊婦や胎児への悪影響が問題視されています。

そのため多くの国でトランス脂肪酸はその使用や使用量を規制したり、トランス脂肪酸の使用量を明記することを義務化するなどの対応策をとるようになりました。ニューヨーク市ではトランス脂肪酸は全面禁止であり、ヨーロッパでも厳しい制限を設けている国は少なくありません。またアジアでも多くの国がトランス脂肪酸の表示義務をつけていますが、唯一それをやっていない先進国が日本です。

トランス脂肪酸を多量に含んでいるのが、マーガリンやショートニングです。マーガリンはその構造自体がプラスチックと酷似しており、いわば食べるプラスチックと言っても過言ではありません。

世界主要国9カ国の耕地面積あたりの
有効成分換算農薬使用量

1位	日本	18・78kg／ha
2位	韓国	9・85kg／ha
3位	オランダ	4・75kg／ha
4位	イタリア	4・22kg／ha
5位	フランス	1・96kg／ha
6位	ドイツ	1・63kg／ha
7位	中国	0・97kg／ha
8位	アメリカ	0・96kg／ha
9位	イギリス	0・78kg／ha

（GFK Kynetec社　Joy Counsultingより）

また、市販されている多くの菓子パンは非常に多くのトランス脂肪酸を含んでいます。スーパーマーケットなどで販売されているプラスチックボトルに入った植物油やマヨネーズなども、トランス脂肪酸がてんこ盛りで入っています。これらをとらないようにして上質な油を摂取することを心がけることが必要です。

日本の農薬基準は世界最悪

農薬は非常に強力な神経毒であり、化学物質過敏症やアレルギーをもたらすだけでなく発ガン性も強い物質です。しかし日本の農薬基準は世界最悪であり、日本は世界一の農薬使用量を誇る国になってしまっています。昨今は韓国や中国も農薬消費量が増えていますが、いずれにしろいつもトップを争っているという不名誉な状況です。つまり一言でいってしまえば、日本の野菜は世界で一番危険な野菜であると表現できるのです。

木村秋則さんの著書『百姓が世界を救う』には、二〇一〇年における世界主要国の単位耕地面積あたりの比較データが記載されています（ただし、日本は二〇一〇年データが未集計であったため二〇〇九年のデータ）。

日本で使われている農薬は主にグリホサート系（ラウンドアップなど）、有機リン類、ネオニコチノイド類になります。いわゆるラウンドアップは、一九七〇年にアメリカ企業のモンサント社が開発した除草剤（農薬の一種）です。海外ではモンサント社の悪評は有名なのですが、本書ではそこには触れません。もう一つモンサント社が関わっている遺伝子組み換え食品については、後の項目をご覧ください。

有機リンも農薬の一種で、第二次世界大戦前後から殺虫剤として農薬に使われています。防虫剤などに入っているものの多くは有機リン系です。ネオニコチノイドは神経伝達物質アセチルコリンの受容体に結合し、神経を興奮させ続けることで昆虫を死に至らしめる農薬です。ミツバチの大量死に関係あるのではないかということで、世界でも話題になりました。

このような農薬が使われているわけですが、日本の農薬基準値は世界最悪なのです。それぞれの野菜や果実によって異なるのは異なりますが、EUと比べると数十倍から数百倍ゆるい（＝規制値が高く危険な）基準になっています。もし仮に日本の野菜をそのままヨーロッパにもって行った場合、ほぼすべてが基準をクリアできず販売できません。そんな野菜をこの国ではスーパーマーケットで売っているのです。

それだけでなく農薬が多い野菜は、食品の栄養素が非常に少なくなってしまうことがわかっています。野菜を食べていれば健康になれるというのは全くの嘘であり、良い質の農薬を使っていない野菜でなければ健康効果は認められません。これは野菜に限ったことではないのですが、日本人の有病率の多さの要因の一つであるのではと考えます。

遺伝子組み換え食品に生殖関連障害の疑いあり

遺伝子組み換え食品（以下GMO）も非常に危険な食べ物なのですが、日本では大量に消費されています。GMOの問題はそれ単体で解決できる問題ではなく、モンサント社が販売しているのは農薬ラウンドアップとセットで考える必要があります。現在主流の遺伝子組み換え食品は枯葉剤のラウンドアップに耐性があるよう、遺伝子操作されているのです。

そのような遺伝子組み換え食品を食べればどうなるか、動物実験や家畜への影響調査では、GMOによって生殖関連の障害が発生することが判明しています。フランスの研究では実験ラットの約70%がガンや肝臓病や腎臓病になって死にました。

しかしラットたちも最初はガンや肝臓病にはなりません。ラットの生存期間の後半になると、遺伝子組み換え食品を食べてないラットよりも、著しく病気になる事がわかったのです。

またBt毒素といわれる殺虫成分を生成する遺伝子が組み込まれているものもあり、アレルギーや自己免疫疾患を誘発します。

そして今や遺伝子組み換え食物は私たちの口に入る食材に多数入り込み、すべてを避けるのは難しい状況です。

日本の企業で遺伝子組み換え食品を扱っている企業は多数ありますが、ほとんどすべては大手企業です。２００９年に国際環境ＮＧＯグリーンピースが発表した日本の遺伝子組み換え食品使用ランキングに掲載された、使用している大手企業として明治、味の素、山崎製パ

フランス・カーン大学 セラリーニ氏の遺伝子組み替えトウモロコシとラウンドアップによるラットの実験

遺伝子組み替えトウモロコシを与えた対象群

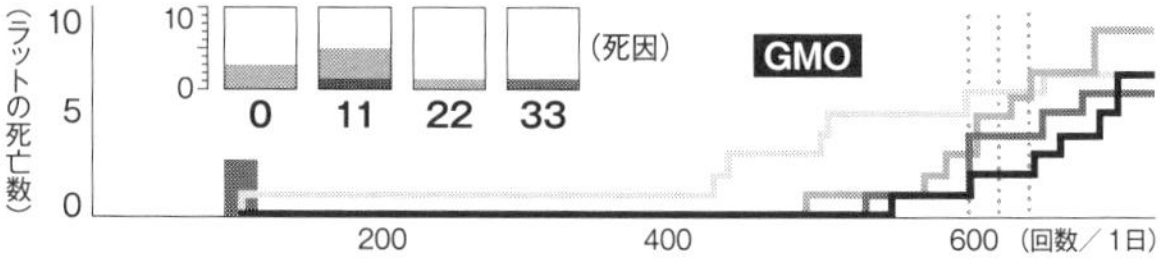

遺伝子組み替えトウモロコシ＆ラウンドアップを与えた実験群

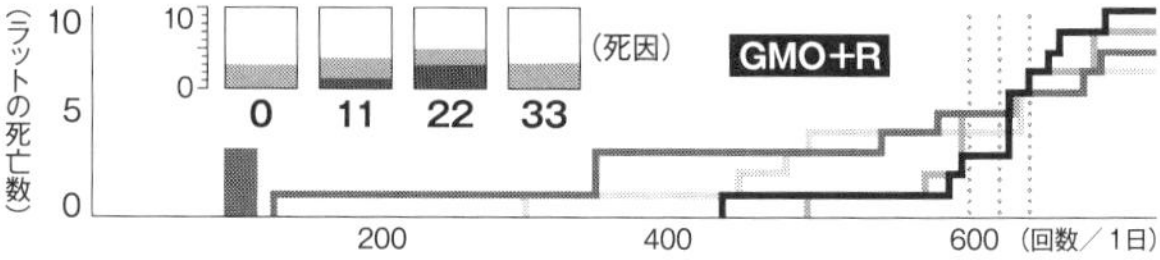

ラウンドアップを与えた実験群

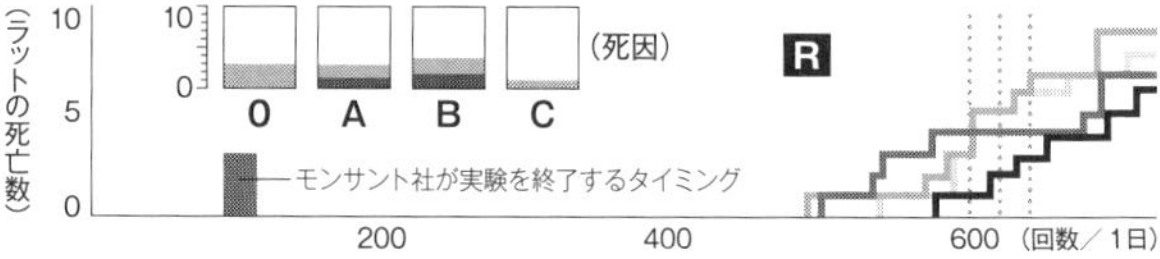

※ラウンドアップは成分であるグリホサートが水道水に残留している程度の濃度
（製品に入っている界面活性剤は不使用）

遺伝子組み換え食品を投与したラット

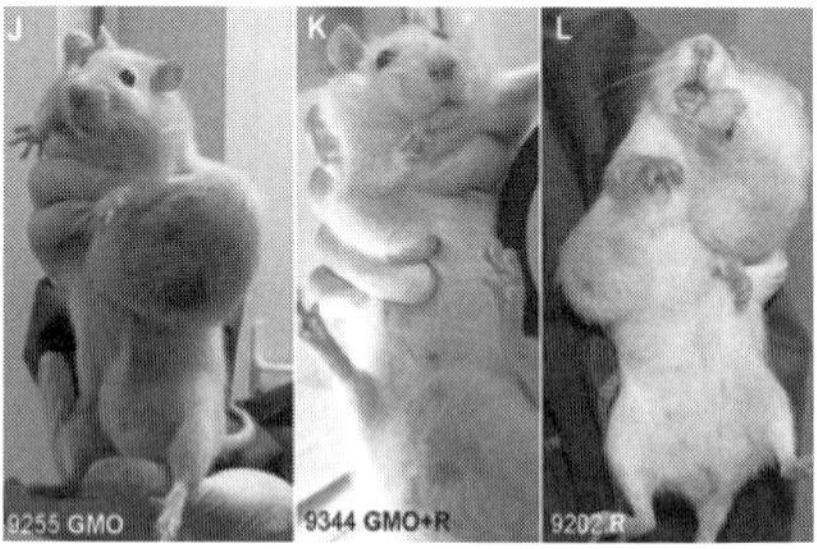

ンなどが知られていますが、利益優先のために遺伝子組み換え食品を使用しています。遺伝子組み換え食品は加工食品やお菓子の多くに使われ、しかも成分表示さえされないようになっています。

また畜産の肉も餌に遺伝子組み換え食品が使われているので注意が必要です。よって大企業の加工食品やお菓子をとらない事、肉を食べる場合はそのような餌を使っていない肉を食べることが重要です。

シャンプー・リンスなどに含まれる経皮毒

皮膚から吸収される化学物質系の毒も危険性が指摘されています。皮膚や粘膜からの毒性物質の吸収率はむしろ高くなるため、日々使う洗剤、せっけん、シャンプー、リンスなどについても意識をする必要があります。使うなというわけではなくリスクを減らし、自然に近いものを選ぶことが重要です。

しかし天然系洗剤などとうたっている商品でも、実際には単なる化学洗剤であることが多いので、ここでも本物を見抜く目が必要です。

天然系という言葉は天然に存在する物質を原料とした化学洗剤で、多くの商品はそれを使っても、環境を浄化したり、健康に良いということはありません。

必ず選ぶときは成分表示を見るようにし、ごく簡単に言えば含有化学薬品が少ないほどましだということが言えるでしょう。もちろん危険性の高いものの種類を少なくして使っている企業もあるのですが。

日々使っているような殺菌剤、たとえば某有名消臭剤なども化学物質過敏症やアレルギーなどをもたらします。某有名消臭剤が対象としているにおいは、汚れがついたり菌が発生したりすることによって発生するものであり、その商品自体に本当の殺菌作用があるわけではありません。一番良いことは衣類や布製品なら洗うことであり、布団類は干すという単純なことなのです。

そもそも自然界にはあらゆる菌が存在し、人間の体内だって菌だらけなわけですから、菌を完全に排除するのは不可能です。むしろうまく菌と共生していくことこそ、健康な生活には欠かせないことだといえます。

ちなみにその有名消臭剤には除菌成分として第四級アンモニウム塩を含有しており、これはアレルギーやぜんそくなどが発症しやすくなる物質です。

猛毒トリハロメタンを生成する塩素

水道水の消毒に使用されている塩素は、もっとも身近な社会毒といえます。原子番号17番のこの物質は特有の匂いがある黄緑色の気体で毒性と腐食性を持っていることで知られ、非常に反応性が強い物質なので多くの有機物と反応して、有機塩素化合物を生成します。

水道水の中にも有機物は存在していますので、塩素で水道水を消毒する際にトリハロメタン類という化合物を生成する場合があります。

このトリハロメタン類は発ガン性や催奇形性などがあると言われており、代表的なトリハロメタン類であるクロロホルムは肝障害や腎障害を引き起こすことが知られています。

これは余談になりますが、塩素の毒性の高さを示すエピソードとして、人類が初めて大規模に使用した化学兵器は、第一次大戦においてドイツ軍が使用した塩素ガスだったという歴史があります。

この毒ガス作戦の中心人物は、後にノーベル化学賞を受賞するフリッツ・ハーバーという科学者でした。しかし彼はユダヤ人であったため、後にドイツを離れることになりました。

そして、自分自身が禁断の扉を開けた毒ガスで多くの同胞が命を奪われたことは何とも皮肉なこととしか言いようがありません。

塩素はアレルギーやアトピー性皮膚炎の原因物質となるだけではなく、動脈硬化のリスクを高める作用もあります。水道水を主に使っている方の場合、高額のものでなくてもいいので浄水器を使ったほうがベターだと考えられます。

囚人を管理するため使用されていたフッ素

本書を手にとった人で歯磨きをしないという人は、いないのではないかと思います。それでは、お使いになっている歯磨き粉の成分表示を確認してみてください。いろいろな成分の中にフッ素（あるいはフッ化ナトリウム）という表示があるのではないでしょうか。

近年、このフッ素に虫歯を防ぐ効果があるとして、多くの歯磨き粉にフッ素が使われるようになりました。また、アメリカの一部の州やオーストラリア、アイルランドなどでは、国民の虫歯を予防するためという理由で水道水にフッ素が添加されています。このようにたやすく口に入る可能性のあるフッ素だからこそ、その実態を知っておくことが大切だと思います。

原子番号9番のこの物質は、ほぼすべての物質と酸化作用を起こすほど反応性が強いため、通常単体では存在することができません。ですからフッ素といっても、実際に身の回りに存在しているものはすべてフッ素が他の物質と化学的に結びついたフッ化物です。

ところでフッ素という物質は非常に毒性が強い物質です。実際、法律で定められている毒物にはいくつものフッ化物が含まれています。

とはいえ多くの自然食品にもフッ素が含まれており、フッ素を少量摂取することは地球に住んでいる以上は仕方ないことだということも言えます。

しかしながら、フッ素を過剰に摂取すると、骨硬化症や脂質代謝障害、糖質代謝障害を引き起こすリスクがあると言われています。歯医者で施されるフッ素塗布やフッ素洗口をしても、虫歯の予防にはならないというデータもたくさんあるのです。

また、哺乳生物にフッ素を与え続けると命令や支配に対して抵抗することができなくなり、従順になるという研究があります。そのため、牧場で家畜をおとなしくさせるためにフッ素が利用されていました。さらに旧ソヴィエトでは、強制収容所の囚人を管理するためにフッ素を利用していたという歴史的事実もあります。

健康に気を配っている方たちはフッ素入りの歯磨きなどは使わず、入っていない歯磨き粉や塩などで磨いているようです。またテフロン加工されたフライパンなども使わないように意識されています。ほんの少しの意識と努力で社会毒を取り込むのを減らし、リスクを減らすことは可能なのです。

アルミニウムは神経系統に悪影響の疑い

原子番号13番のこの金属は、鉄と並んで最も身近な金属といえます。1円玉からアルミ箔、アルミサッシなど、ある意味我々はアルミに囲まれて生活していると言っても過言ではありません。

しかしアルミニウムは古くから神経毒だとして問題視されてきました。

そうはいっても、アルミニウムを体内に取り込むことなどありえないと思われるかもしれません。

しかし実際には、さまざまな経路でアルミニウムは人体に取り込まれているのです。

料理に使うアルミニウム鍋や各種飲料のアルミニウム缶などからは微量なアルミが溶け出しますし、ワクチンや胃薬などの薬にもアルミニウムは含まれています。

また、あまり知られていませんが、水道水は浄水する過程で原水の中のにごりなどを除去するための凝集剤としてアルミニウム系凝集剤を使用しています。

このように、知らない間に摂取しているアルミニウムは微量であれば、体に毒はないと言われてきました。

しかし、近年の研究でアルミニウムが神経系統や骨に悪影響をおよぼすという報告がされています。他にもアルミニウムと脳萎縮の関係についても一部で研究がすすめられています。

このような神経毒はできるだけ摂取しないように注意することが必要です。

発ガン性が報告されているヒ素

原子番号33の元素で事件になったこともある物質なのでみなさんもご存じでしょう。その毒性が強いことを利用して、農薬、木材防腐に使用されていますが、これも現代病を誘発している物質の一つです。石膏ボードの一部にもこれが含有しているとして問題になったり、ヒジキや粉ミルクに入っているかどうかも一時問題になりました。液晶テレビや発光ダイオードや通信用の高速トランジスタなどにも用いられています。しかし残念ながら便利だけが優先され、危険性についてはまったく省みられていないのが現実かもしれません。ヒ素およびヒ素化合物はWHOの下部機関IRACにより発ガン性があると勧告されています。私たちはこのような有毒物質を、できるだけ使わないような文明を模索していく必要があります。

数百種の有害物質が含まれるタバコ

タバコが体に有害なことについて異論のある人はいないと思います。

一般にタバコの煙には数百種を超える有毒物質が含まれています。実際に肺ガンや肺気腫、喉頭ガンの最大の原因は喫煙ですし、その他のあらゆる病気のリスクを著しく増大させることも常識と言ってよいと思います。

さらに、タバコには喫煙者本人だけではなく周りの人の健康を害するという問題もあります。実際、喫煙者が吸う煙よりも副流煙の方がはるかに人体に悪影響を与えるという研究があり、アメリカでは副流煙などの受動喫煙により毎年三〇〇〇人もの人が肺ガンで死亡しているという報告もあります。非喫煙者や子どもの近くでタバコを吸うのは、言うなればエボラ出血熱に感染した人が「自分は死んでも気にしない」と言いながらウイルスをまき散らしているのと同じことなのです。

ＷＨＯはタバコによる死亡者は1年に六〇〇万人にもおよぶとして、世界に対策を求めています。しかしながら、なぜか日本は喫煙者に対して非常に優しい国です。

よくタバコの税率は高いという人がいます。確かに日本ではタバコの値段のうち65％ほどが税金です。とはいえ、世界の主要国といわれるＧ８の国の中で日本よりタバコ税が安いのはアメリカとロシアだけで、イギリスやフランス、ドイツではタバコの税率は８割を超えているというのが現実です。さらにＧ８国中、日本よりタバコの価格が安いのはロシアだけです。

ただ、少し擁護的に付け加えておきますと、無添加の煙草はそれほどの健康被害がないというデータもあります。エチケットを守ったうえで無添加の煙草を吸うのであれば、それは自己責任の範囲内であると私は思っています。

身近な発ガンリスク・電磁波

電磁波もまた人体にとって大きな病的影響をもたらしますが、文明の時代となりほとんどの人が無頓着になりました。私もパソコンを使ったり電化製品を使っているので、これらを全廃しろとは言いません。しかし電磁波の危険を知っておくだけでもかなり違いがありますし、海外の先進国ではやはり電磁波に対してもきちんとした規制があります。やはりないのは日本だけなのです。

電磁波については慢性被ばくとして４mGという数字が一つの基準だといわれています。というのは慢性的に４mG以上浴びている子どもで、小児ガンや白血病が激増したという研究があるからです。海外の基準も２～３mGが一般的です。

さて、そんな日本の電化製品で最も危険だといわれているのがＩＨクッキングヒーターです。機械にもよりますがＩＨクッキングヒーターは１０００mG近くの電磁波を出します。ろくに働いていない厚生労働省であっても、ＩＨクッキングヒーターの妊婦使用に対してだけは注意喚起をしています。

おそらくもっとも電磁波を発生し続け、莫大な工事費や途方もない維持費がかかり、専門家にも無駄どころか有害性を指摘されているのがリニアモーターカーです。東海道新幹線ですら乗車率は50％程度ですし、日本消費者連盟でさえ新幹線のバイパスにもならないと指摘、新幹線の４倍の電力を使用し、東京大阪間なら運賃は10万円でも赤字と試算されています。

ちなみにうける電磁波は6000～40000mGといわれており、レールの近隣住民もその電磁波被ばくを受けることになります。

身近なところでは携帯電話（スマホ）も発ガン性リスクが指摘されています。インターホン・スタディ(Interphone Study)と呼ばれる研究では、携帯電話の長期使用によってグリオーム(神経膠腫)の発生率が40％増えることを報告しています。その後圧力がかかったことによりそれを否定したのですが、今の日本でも気にしている人はイヤホンなどを使っているのではないでしょうか。

イスラエルの調査では、ヘビー・ユーザーは耳下腺・唾液腺の腫瘍を患う可能性が約50％高いことを明らかにしています。聴神経腫（耳と脳の間の神経の腫瘍）を調べた2件の研究では、携帯電話を10年間使用することでリスク上昇があったことを報告しています。電磁波は電気から距離をとることが重要で、離れると急速に電磁波の被ばく数が下がるという特徴を有しています。

電気の使用を少なくすることも大事ですが、ちょっと距離をとるということも大事だということは覚えておいて損はありません。

ウソで隠された放射能・放射性物質の危険性

福島第一原発の事故があってから注目を集めるようになった強力な社会毒、それが放射性物質です。いまだに政府や東電としては安全論に終始していますが、ちょっと調べればそれが安全か危険かは一目瞭然です。

放射性物質の毒性の困ったところは、重金属系の毒であるだけでなく放射線を出すことと、半減期が非常に長いことです。しかも遺伝子に傷をつけるため被ばくした本人だけでなく、次世代やその次の世代にまで影響を与えます。

医学的なことでいうと、そもそも放射線を使うCTやマンモグラフィーやPETが安全だというのは欺瞞であり、発ガン性や心臓病や遺伝子変性や知能低下など、様々な問題を生じる事がわかっています。しかしこれらの問題はすぐに生じるのではなく、五年後十年後に問題を生じてくるというのが難点です。

いわゆる自然放射線と人工放射線は全く違いますし、低線量被ばくが体にいいという嘘まではびこっている始末です。現在の日本において最も留意しなければならないのは内部被ばくであり、注意している人と注意していない人では、内部被ばくの影響は何百倍も違います。

また放射性物質も解毒することはできますので、ただ単に危険を煽ったり、恐れすぎるのではなく、きちんとした対策を立てると同時に政治的にも考える必要があるでしょう。

その他の社会毒

くり返しになりますが、社会毒はあまりにもたくさん存在しているため、そのすべてについて触れることはできません。たとえばダイオキシン類などは発ガン性、催奇形性、免疫毒性などがある猛毒として有名で、廃棄物を焼却するときに発生します。

タバコの煙や自動車の排ガスにも含まれるそうですが、このような社会毒にさらされているからこそ、私たち日本人はとてもガンが多いのだと考える必要があります。

ほかにもさまざまな社会毒、つまり古い時代にはなかった毒物が存在しますので、ぜひ自分でも調べてみてください。

ベラルーシでの甲状腺ガン発生の推移

地域別の症例数

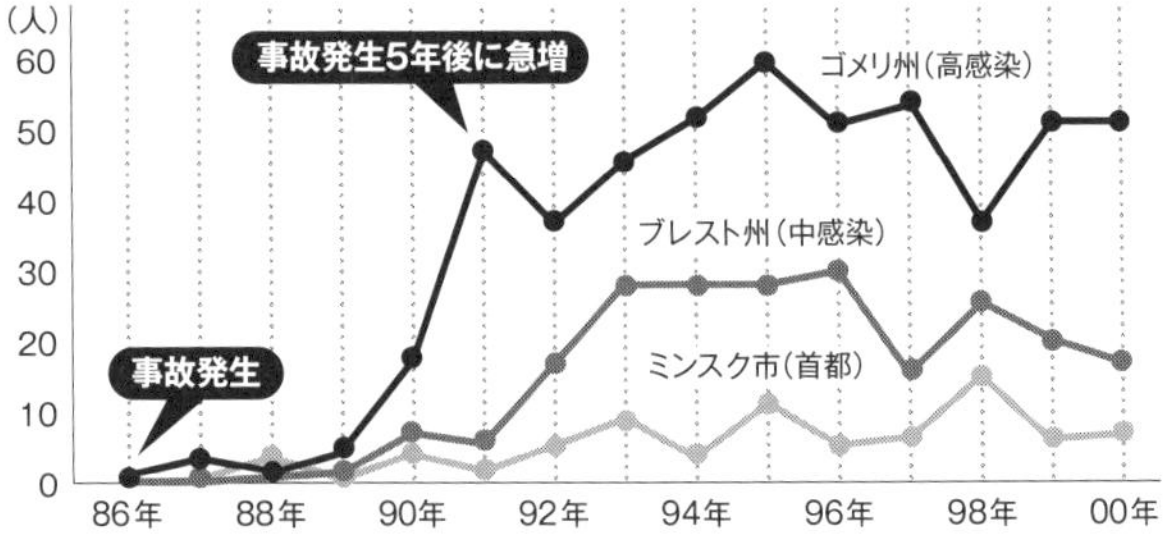

小児および10代における10万人当たり患者数

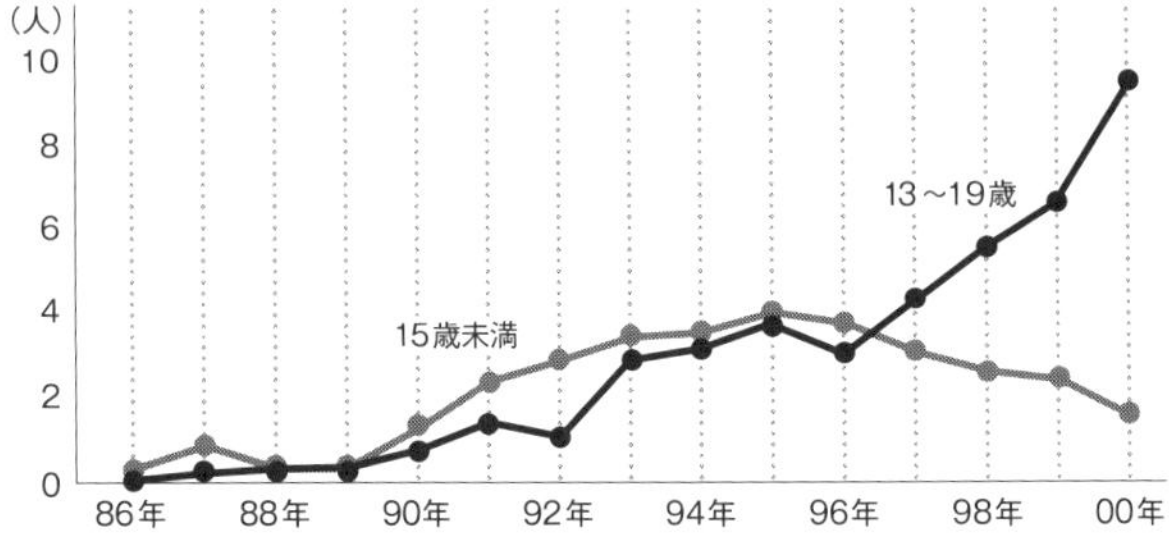

参照:ベラルーシのE.Demidchik教授(当時、国立甲状腺がんセンター院長)、
NPO法人チェルノブイリ医療支援ネットワーク

北ウクライナの成人および15~17歳の疾患発生率(1987~1992年)

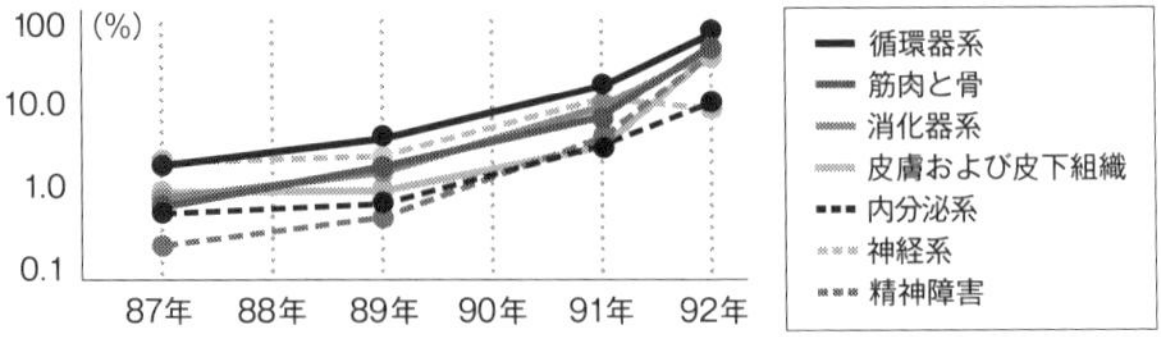

参照:『チェルノブイリ被害の全貌』134頁　表5.79(Pflugbeil et al., 2006)

第五章

食事と解毒での改善法

健康であるための食事

さて、薬の問題だけでなく社会毒の項目について読んでみると、なんともやりようがなく食べるものさえないではないか、と考える人が多いのではないでしょうか？

これは知れば知るほどに誰でもそう思うのが当然であり、病気になった人たちの多くはそのことを学んで自分たちの生活を変えてきたのです。

もし一度でも

「食べるものがないではないか」

と思ったことがないのであれば、そのことの方が問題です。そして自分の生活を変えることができないで、病院にただ通っている人がたどる末路はいつも同じであり、自分で治すしか病気は決して治せないということに気づくことこそが第一歩なのです。

その初歩が食事なのです。もちろん食事について変えただけですべて変わるわけではありません。しかもすぐに劇的な変化が訪れるわけでもありません。

しかし、やはりこれが初歩であり、精神的にも気付きをもたらすうえでとても重要なことなのです。なぜなら私たちの体は、私たちが食べたもので作られているからです。

私が唱えている医学不要論の中には大きく三つの輪という方針があります。その中でも食事や栄養素の重要性、解毒の重要性、精神的要素や哲学的要素の重要性を唱えています。まず初めに考えていただきたいことは

「どれを食べるのがよいのかということではなく、どれを食べないほうがいいか」

ということを知って実践することです。

個々人がそれぞれでできる範囲からやることが重要であり、金銭的な事情とも直結してくるので、あまりに無理に意識してもいいことはありません。そのうちわかってくればお金がかからなくても実践できるようになります。

どんな食品を避ければいいのか?

たとえば買うときにラベルをみて、食品添加物をできるだけ避けたり、無農薬の野菜を探す努力をしたり、遺伝子組み換えが多い加工食品を避け、アメリカ産牛やブラジル産鶏など危険な肉を排除し、質の良い肉を選ぶこと。

魚は産地と青魚を重視し薬漬けの養殖物は避ける努力をすること。

甘いもの（砂糖、甘味料）は徹底的に避けること、塩、酢、コショウ、油、醤油、味噌などの調味料類は厳選すること。

フッ化物やサッカリンなしの歯磨き粉を使うこと、ファストフードショップなどのジャンクフードは食べないこと、チェーン店などで食事をしないこと、トクホ商品や甘味料や異性化糖入りのジュースは飲まないこと、添加物まみれのコンビニエンスストアの食品は食べないこと、牛乳や乳製品を徹底的に避けること、トランス脂肪酸を徹底的に避けること、せっけんや洗剤や化粧品などを見直すこと、などが初歩になるでしょう。

実はこれくらいのことは、美容に気を使っているセレブ女性たちや、やり手経営者たちの多くは知っていることなのです。

なお、私は菜食主義を健康上の方法としては勧めません。諸外国でも菜食主義は決定的な栄養不足になるといわれており、サプリや補助食品が推奨されているほどです。やはり人間という種族は基本的に雑食であり、日本は特に山も川も海もある国なので、いろいろなものを旬に応じて食べていただきたいと思います。

一日三食はやめたほうがいい

また私は一日三食、食べるのをやめるよう勧めています。

具体的にはまず一日二食にして、ブランチと夕方くらいに食べるよう勧めています。ブランチが無理なら朝食は水だけにするよう勧めています。これは昨今流行になっている断食の理論ともつながるのですが、現代人は食べ過ぎの人が多いのです。

ヨガの教えに「一日一食は人のため、もう一食は医者のため」とあり、一日三食にしてしまうと医者にかかると戒めています。癌という漢字をみてもそうですが、口が三つあり山が書いてあります。三食食べることや、食品を山盛りで食べるとガンになると書いてあるのです。

ようするに二食の勧めは量より質で食べようという勧めでもあり、朝食を食べないと元気が出ないという人は、ほぼ間違いなく炭水化物過剰症に陥っているのです。また一日二食にすると回数が減る分、質を上げるためにお金をかけることが出来るというメリットも生まれます。

社会毒は解毒できる

ここまでは食事についての初歩を書いてきましたが、もう一つ重要な考え方があります。それは解毒です。社会毒という考え方をこの本でお示ししましたが、社会毒を完全に避けきるというのは現代社会では不可能かもしれません。

昔においてはこのような社会毒はそもそも存在さえしないもので、だからこそ先住民や野生動物は病気にならないわけですが、現代は文明社会であることを考慮し、社会毒をとり入れることをできるだけ避けるとともに、社会毒を体から排出するということを意識する必要があります。そのため解毒的な思考、いわゆる今風にいえばデトックスという考え方や手法が大事になっています。社会毒についてはすでに説明しましたが、その多くは石油から作り出された脂溶性毒であることに特徴があります。もう一つ社会毒の特徴はフッ素、アルミニウム、ヒ素、放射性物質などに代表されるように、ミネラル毒であるという点です。そしてこの二つの毒は体の細胞や脂肪組織に蓄積していき、慢性毒性を発揮することで細胞の劣化や病気を生み出す元となる事が科学的にわかっているわけです。

逆にいえば美容などでよくいわれるデトックスとは、一番にはこの脂溶性毒やミネラル毒を排出しようという行為です。

汗が毒を排出する

私のクリニックでは解毒のために低温サウナを使っています。低温サウナは汗の排出、脂肪の燃焼、血流促進、免疫力の向上などをもたらします。特にサウナで特筆すべきはみなさんご存知の汗です。低温サウナで出す汗は脂溶性毒だけでなく、ミネラル毒なども排出していきます。

つまりこれは放射能に関しても応用できます。低温サウナの汗は、たとえばヘロイン中毒者の場合、汗からヘロインが出てくることも科学的に確認されています。本来人体では、便から一番毒が出ると教えられてきました。それは間違いではないのですが、昨今の毒は脂溶性毒やミネラル毒が多いので、解毒の重要性が変わってきて汗と脂肪の燃焼が大事になってきているのです。

断食にも解毒的効果があり、脂肪の燃焼だけでなく体内に毒（様々な食物に含まれる毒）を入れないこと、生物学的本能やホルモンを引き出すことなどで、さまざまな効果を発揮する解毒法です。

ただ断食であっても、サウナなどの発汗療法であっても、医学的にむいている病態とむいていない病態がありますので、解毒の研究者やファスティングマイスター（断食の資格者）にご相談のうえ、実践するようにしてください。

汗をかいた後の食事や水が大事

解毒を行う際に注意することとして、解毒の最中でも摂取するもの（食事や水）は重視せねばなりません。

特に気を付けることとして、汗を出し脂肪が燃えたあとこそが重要だということです。出しただけでは片手落ちに過ぎず、むしろ有害となりかねません。

解毒した後はいいビタミンやミネラルやアミノ酸をしっかりとってください。とる食事の質に注意しながら毒を出すということを意識してみて下さい。

また、低温サウナでないといけないわけではありません。たとえばほかにも岩盤浴や陶板浴、エステカプセル、砂風呂、酵素風呂、断食その他でも代用はできるわけで、それらの解毒効果に違いがあるだけです。なんでも解毒効果が高ければいいというものではなく、解毒効果が高い方法は体には酷であるということも知っておく必要があります。

急に薬をやめると危険

この本を読み、さらにほかの著書やネットなどで情報を集めていく方の中には、実際に薬を飲んでいる方がいるかもしれません。さらにいえば自分が飲んでいなくても家族や友人が飲んでいる方がいるも知れません。

確かにその薬はおそらくムダどころか有害に作用している可能性は少なくありません。しかし、薬をすぐにやめようとすることはやめていただきたいのです。それには少し理由がありますのでここで説明しておきたいと思います。

まず一番の理由はやめる準備ができていないということです。西洋医学の薬を飲んでいるということは、対症療法の薬で押さえつけているというだけのことであり、それが新たな病気を作り出す原因になったり、有害となる事は述べてきました。

しかし押さえつけてはいるので、準備なしにそれをやめると反動が来ます。いわゆる精神薬の禁断症状や脱ステロイドのリバウンド、その他あらゆる反動が起きる可能性があります。

もし西洋医学の薬をやめたいのであれば、食事や解毒などを含めしっかりとした準備が必要になります。一般の人でも、自分でしっかり勉強すれば可能かもしれませんが、できれば代替療法などを行っている医師や薬剤師、あるいはセラピストらと相談しながら行うことをお勧めします。

第二の理由は一気にやめる人が多いということです。私のクリニックはクスリをやめるためのクリニックなのでそういう方が多く訪れますが、私とて一気にやめるように指示するわけではありません。一気にやめると反動は大きくなるので、ある程度段階を踏む必要があり、方法論よりも意識を先に変える必要があります。

意識を変えないで手法や方法論にだけこだわっていてもまず失敗します。それはつまり代替療法の医師やセラピストであっても、薬をやめられない人はかなりいるということでもあるのですが。

そしてよくある問題が、一般的な西洋医学者に、薬をやめたいとか減らしたいと相談してしまう人が多いことです。これは私に言わせるとヤクザに相談しに行っているのと同じことで意味はありません。意識の話につながっては来るのですが、まずは自分の医療界に対する認識、自分が信用していたかもしれない医師に対する認識、そして自分自身の生活や生き方の認識を変える必要があります。そうすれば医師に治してもらおうなど考えることはなくなり、自分で治すことが最も重要なのだと気付けるかもしれません。その気付きがない人は決して薬を根本的にやめることも減らすこともできないのです。

最後に薬を減らした、やめたからといって問題が解決するわけでも、病気がなくなるわけでもありません。

この本で言いたかったことはその薬は意味がないどころか有害なものが多いということです。病気そのものは薬だけが原因というわけではありません。

また薬を飲まなくなってもいつか人は病気になったり、老化したり、最後は死を迎えることになります。人間に不老長寿になる道などなく、ピンピンコロリになるためには下手な薬など飲まないほうがいいですよ、ということをこの本では提案しているのです。それと薬をやめることと、健康で思い通りの生活ができることを混同しないでください。健康で充実した生活は薬や食だけでは決まりません。意識や哲学的なものや死生観を含めて、はじめて充実した生活は訪れるのだということを、必ず前提の前提にしていただきたいと思います。

おわりに

本書については「はじめに」にも書きましたように、できるだけ平易に書くことを心がけました。それは意識している人と意識していない人に大きな差があり、情報格差が生じていてそれが日本の健康をむしばんでいると、強く感じることがあるからです。たしかに健康に関する情報は知っていたほうがよく、誰も病気に進んでなりたい人はいないでしょう。しかし実際には多くの人がテレビや新聞で流れてくる嘘の健康情報に惑わされ、原則に沿った医療情報や健康情報を信じてしまっています。そうやってテレビや新聞などのスポンサーとなり、自分たちの利益のために「病気づくり」を行っている、それがまさに医療業界と製薬業界だと表現することができます。

本書を手に取った皆さんは、失礼な言い方をすれば間違いなく「情報弱者」です。なぜなら日々ほかの方向から健康や病気予防の観点が身についている人は、本書を手に取らないだろうし本書よりも難しい本を読んでいるからです。しかし逆に言えば本書を初めて手に取った方がいらっしゃるのなら、それはラッキーだと表現することもできます。医療関係者や代替療法者、治った患者や家族、日々健康に気を配っている人たちでも、最初から気付いていたわけではありません。みな何かのきっかけがあって変化しだしたということは、万人に共通している事実です。

私もそういう時期がありました。私は医療に対してはもともと手抜きな人間で、てきとーに病院勤務をして、てきとーに稼いで生きていこうと最初は思っていました。しかしあまりにも治らない人々、あまりにもおかしなシステム、東洋医学を学んだこと、文系志望だったことなどから疑問を感じ、7年半近く前からこの活動に取り組み始めました。最初は全部の医療を批判していたわけではありませんが、4年弱くらい前からすべて共通の問題を抱えているのではないかと思うようになりました。そのきっかけは人の出会いでもありますし、3・11の問題でもありますし、自分にも子供が生まれたことでもありました。私は自分の愚かさを心の底から思い知らされたのです。

もし本書を手に取った皆さんがいままで通常の情報に洗脳されているのなら、間違いなく本書の内容に対してさえも拒否反応を示すでしょう。しかしその拒否反応とはいったいなんなのか、もう一度考えてみてください。途中でも述べたようになぜ日本人はこれほどまでに病気となり、日本の健康寿命と日本の平均寿命にこれほど差があるのでしょうか？　実は日本の平均寿命が長いということさえ嘘なのです。なぜ日本はこれほどまでに医療費が増えているのでしょうか？　それは高齢社会に向かってきたからではありません。昔の日本人でさえ70や80歳になっても医療費がほとんどかからず、元気で過ごして老衰で亡くなった方はたくさんいたのです。

２０１１年に大地震と福島原発事故があり、その後政治の流れが不穏になっていることを多くの方が感じていると思われます。そのことについては大手メディアの一部さえも表現しているほど。そして、その疑問は間違ってはおらずその背景は医学の嘘や社会の嘘と同根なのです。おそらく医療や社会毒に対して皆さんの意見に違いがあろうとも、この日本をもっと住みよい国にしたいという思いはあろうかと思います。もし皆さんの意識にそういう思いがあるのなら、ぜひ医療の嘘や社会毒の嘘に対して耳を傾けてみてください。そして嘘の情報に惑わされず生命の原則に沿って、多くの方に気付きが訪れることを願っております。

装幀　米谷テツヤ
本文デザイン　安野淳子
写真　寺内康彦
イラスト　小西遼子
協力　奥村俊雄

内海 聡（うつみ　さとる）

1974年兵庫県生まれ。筑波大学医学専門学群卒業後、東京女子医科大付属東洋医学研究所研究員、東京警察病院消化器内科、牛久愛知総合病院内科・漢方科勤務を経て、牛久東洋医学クリニックを開業。2015年現在、断薬を主軸としたTokyo DD Clinic院長、NPO法人薬害研究センター理事長を務める。Facebook人気ユーザーランキングで「10位」（2015年2月現在）。日本で最も注目されている医師である。代表作に「精神科は今日も、やりたい放題」「医学不要論」（共に三五館）、「1日3食をやめなさい！」（あさ出版）、「子どもを病気にする親、健康にする親」（マキノ出版）などがある。

竹書房新書037

薬が人を殺している

知っておきたい有害作用と解毒のすすめ

二〇一五年三月二三日初版第1刷発行
二〇二一年一二月二五日初版第6刷発行

著者　内海 聡
発行人　後藤明信
発行所　株式会社竹書房
〒一〇二－〇〇七五
東京都千代田区三番町八－一
三番町東急ビル六階
email: info@takeshobo.co.jp
URL http://www.takeshobo.co.jp

印刷所　共同印刷株式会社
装幀　米谷テツヤ

ISBN978-4-8019-0224-4 C0247
定価はカバーに表示しています。
落丁・乱丁があった場合は　furyo@takeshobo.co.jp までメールにてお問い合わせください。